JN207619

園部式

脚の痛み・しびれ

改善メソッド

園部 俊晴

理学療法士

コンディション・ラボ 所長

はじめに

医療の現場にいると、脚の痛みとしびれを訴えて来院する人は本当に多いと日々感じます。（注：「脚の痛みとしびれ」とは、左ページのイラストのように「お尻から脚にかけての痛みとしびれ」であり、お尻の部分も含まれています。お尻から脚にかけて走る神経が圧迫されることで、脚の痛みとしびれが生じるためであり、これについては本章で詳しく説明しますが、単に脚だけではなく、お尻の部分も含めて症状と考えてください）

私が7年前に開院したコンディション・ラボは自由診療を行っているため、ほとんどの患者さんはすでに整形外科などで診察を受けています。しかし「何をやっても脚の痛みやしびれが治らない」「手術を勧められたけれど、迷っている」と困っている方が多いです。

脚の痛みとしびれ

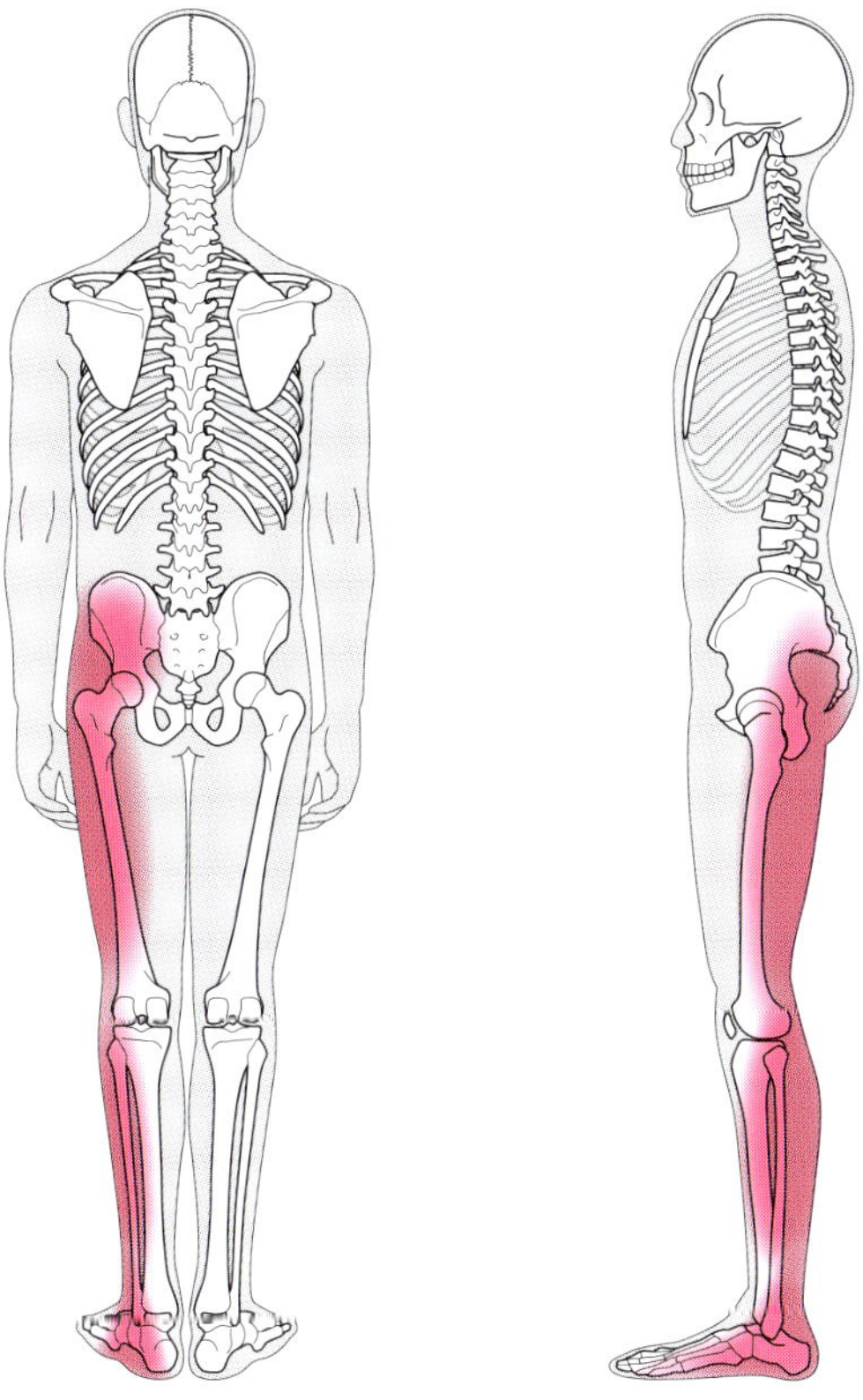

脚の痛みやしびれは、頻繁にみられる症状ですが、残念ながら原因を正しく理解している医療者は少ないと感じています。

私は26年間、理学療法士として、スポーツ整形外科が全国的に有名な総合病院のリハビリテーション室で患者さんへの運動療法の指導に従事してきました。

私は理学療法士という仕事が大好きで、病院での勤務は多忙でしたが、とても充実した毎日でもありました。しかし、たくさんの患者さんを診る激務の中で、「短い時間で患者さんをこなす」だけでは、理学療法士として本当の成長ができないと感じるようになりました。また、理学療法士としての自分の技術をもっと追求したいという思いが強くなりました。こうした思いを踏まえ、妻を説得し、２０１７年に独立し、コンディション・ラボを開院しました。

１人ひとりの患者さんに時間をかけて診ていくと、病院で働いているときには気づけなかったたくさんのことが「わかる」ようになりました。そしていろいろなことが「わかる」ことで、今まで良好な状態にする（戻せる）ことができなかった患者さんも、良い状態へと改善できるようになりました。

今回皆さんにお伝えする「脚の痛み・しびれ」についても、病院で働いているときは「腰が悪いんだから仕方がない」くらいに思っていましたし、もちろん「良い状態にできる（戻せる）」という実感などありませんでした。しかし、患者さんを真摯に診るようになると、病院でのレントゲンやＭＲＩ検査だけではわからないことが多いことや、脚の痛みやしびれの原因が腰ではなく、別のところにある患者さんが多いことがわかってきました。実際に、腰ではなく、脚を施術することで、脚の痛みやしびれがなくなってしまう患者さんがたくさんいることもわかったのです。

私が実際に脚の痛みやしびれを訴える患者さんをどう診ていくのかというと、骨盤・股関節・ひざ・脚などを実際に動かしながら、痛みやしびれの原因部位を突き止めることから始めます。

私は患者さんの痛みの原因を特定するためのプロセスを、時間をかけて、できるだけ詳細に行うことを大切にしています。しかしそこまでのプロセスを行い、ていねいに診察をしてくれる病院はほとんどないでしょう。

そこで、脚の痛みやしびれの原因を特定するために、私がふだんから行っているプロセスを、皆さん自身で行えるようにアレンジしたのが、この本で紹介する「セルフチェック」です。セルフチェックといっても、本来ならば、病院で診断名をつける前や手術を決める前に行わなければならないものともいえますね。病院での治療でも脚の痛みやしびれが改善しない患者さんたちは、「本当の原因」が突き止められていないのかもしれません。

この本では、セルフチェックで原因を突き止めたあとのセルフケアも提案しています。どれも時間がかからない簡単なものばかりです。多くの患者さんが、これから紹介するセルフチェックとセルフケアで、健やかな毎日を過ごせるようになっています。

自分でセルフチェックをするより、医師に診断も治療方針もすべてを委ねてしまうほうが面倒もなく、楽かもしれません。それもひとつの方法ですが、その結果、痛みやしびれが続いたり、無駄かもしれない治療で延々と病院に通い続けたりすることになるかもしれません。それを考えると、ほんの少しのセルフチェックで原因を突き止め、最適なケアができ、痛みのない人生を楽しむほうが良いですよね。

皆さんの悩みを一緒に考え、その解決の糸口を一緒に探していければと、私はいつも思っています。

２０２４年10月　園部俊晴

目次

Contents

園部式　脚の痛み・しびれ改善メソッド

動画の使い方

本書で紹介するセルフチェック方法やセルフケアは、該当ページ内にある QR コードをスマホで読み取ると動画で確認できます。QR コードを読み取って、映像を見ていただけると、やり方がよりよくわかると思います。

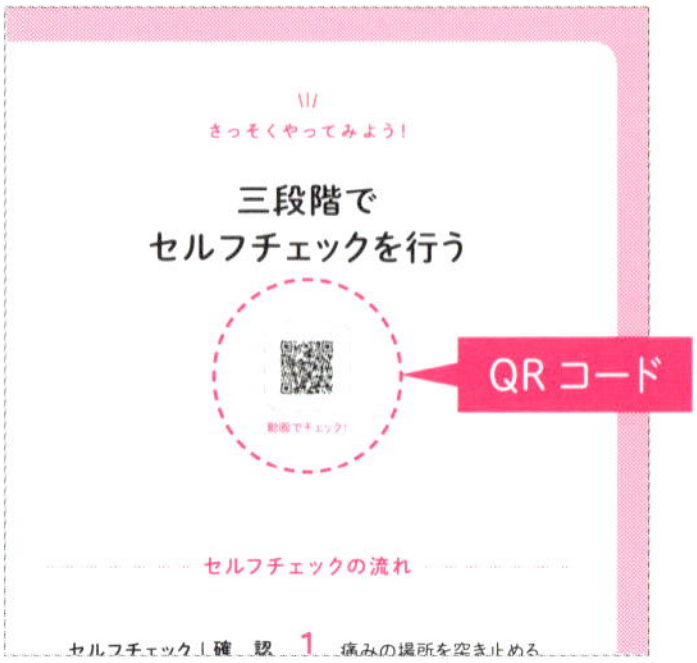

QRコードの読み取り方

① スマートフォンのカメラを起動して、写真を写すようにカメラを QR コードに近づけます。
② QR コードを認識すると枠が表示されます。もし、さらに近づく必要がある場合、画面上に［近づいてください］と表示されます。十分に近づくと、QR コードの読み取りが完了します。
③「○○○で開く」といった通知が表示されるので、タップすれば動画ページに飛びます。再生ボタンを押して、動画を視聴しましょう。

※ QR コードを読み取るための専用機能「QR コードリーダー」を内蔵している機種もあります。

本書で使用するグッズは２つだけ

テニスボール

セルフチェックやセルフケアで使用しますが、部位によっては使いません。テニスボールは 100 円ショップで購入できるもので十分です。

マッサージガン

基本的にはセルフチェックでもセルフケアでも必須ではありませんが、持っていれば使うことができます。（使い方は 76、113、120 ページ参照）

第1章

脚の痛みやしびれの本当の原因とは？

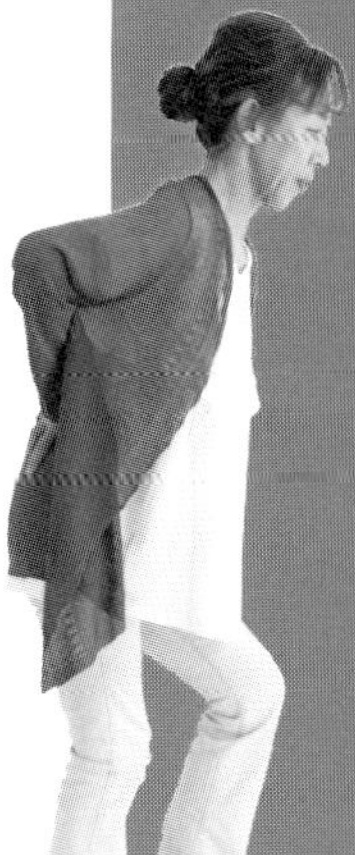

第１章　脚の痛みやしびれの本当の原因とは？

脚の痛みやしびれには「脊柱管狭窄症」「椎間板ヘルニア」「坐骨神経痛」と診断名がつく

痛みやしびれの原因は診断と違うかもしれない

いま、この本を手にとってくださっている皆さんは、脚に痛みやしびれがあり、すでに病院で診察や検査を受けた結果、「脊柱管狭窄症」や「坐骨神経痛」、または「椎間板ヘルニア」などと診断されていたり、もしくは、自分の脚の痛みやしびれには深刻な病名がつくのかもしれないと心配していらっしゃる方ではないかと思います。

病院で、すでに診断名がついている方々は、おそらく薬を飲んだり、また、週2回のリハビリなどに通ったりしているでしょう。しかし薬やリハビリを続けていても、なかなか症状が改善せず困っている方が多いのではないでしょうか。

さらに、脚の痛みやしびれの症状が長く続いている方は、「このままいくと将来手術になるのかもしれない」「いつか歩けなくなってしまうのではないか」と心配になってしまい、テレビの健康番組をみても、ネットで検索しても具体的な対策がわからず、どのように治療に取り組んでいけばいいのか、あるいは手術や薬以外に解決策があるのか、少しでも良くなる方法があるのか、手術をせずにすむ方法があるのかと、思い悩み、この本を読んでくださっているのだと思います。

もし私の家族だったら、何をするか？

私は、これまで長い間理学療法を行ってきた経験の中で、最も大切にしていることがあります。それは「その症状に困ったり、苦しんだりしている人が、もし自分の家族だったらどのような選択をするか？」ということです。

「そんなの当たり前じゃないか！」と思う人は多いかもしれません。でも、実際の医療の現場にいると「自分の家族だったら本当にこんなことを選択できるのか？」「自分の家族や大切な人に、こんな説明をするのか？」と言いたくなるような対応をしている医療従事者は決して少なくないと感じています。

だからこそ、もし私の母が脚の痛みやしびれなどの症状で病院へ行き、そして「脊柱管狭窄症」、あるいは「坐骨神経痛」や「椎間板ヘルニア」と診断されたとしたら、私はどのように考えるのか。これを大切にしたいと常々思っています。そのときに考えることと同じように、患者さんのことを考えて医療を行っていくことを大切にしていますし、それを肝に銘じていると言ってもいいかもしれません。

では、もし私の母が脊柱管狭窄症や坐骨神経痛と診断されたとしたら、私は何を考えるのでしょうか。

まず考えるのは、「その症状が本当にその診断に関連しているのかどうか」です。

病院へ行ったのは、脚のしびれや痛みといった症状があり、それがなかなか良くならないと悩み、日常生活に困ったり、痛みやしびれがつらかったりしたからです。

ですからその症状が、本当に脊柱管が狭くなっていること（脊柱管狭窄症）によって起こっているのか、本当に坐骨神経痛によって起こっているのか。これを考えることから始めるでしょう。

なぜこのようなことを私が強調しているのかというと、実際に脊柱管狭窄症や坐骨神経痛、椎間板ヘルニアといった診断を受けた患者さんでも、ていねいに調べていくと、痛みやしびれなどのつらい症状は、実は脊柱管狭窄症や坐骨神経痛、椎間板ヘルニアとは、無関係なことによって出ていることが非常に多いのです。別の原因によって引き起こされているケースが多くあります。

診断名とは関係なくつらい症状が出ていることは少なくない

痛みやしびれがあるとき、当然のことながら、原因を突き止めて治療をすることは重要ですが、多くの場合、検査結果だけをみて、脚の痛みやしびれの原因は腰にあると診断され（脊柱管狭窄症や椎間板ヘルニアなど）、治療方針が決まったり、手術になったりします。

病院ではレントゲンやＭＲＩなどの画像を基に、病名を診断されたとしても、その診断名とは関連なく、つらい症状が出ていることは少なくないのです。

これは病院を批判しているわけではありません。たとえば10人の医師が診断したら、同じ患者さんであっても診断名が違うこともあるでしょう。つまり画像を見ただけではわからないことが、医療の中ではあまりにも多いのです。医療の現場では、診断と実際の症状が必ずしも一致しないことはよくあります。

もちろん、レントゲンやＭＲＩ検査では多くのことがわかります。しかしそれだけではわからないことも多くあります。たとえば脚にしびれがあり、検査で脊柱管が狭くなっていて脊柱管狭窄症と診断名がついたとしても、それは脊柱管が狭くなっているだけであり、痛みやしびれの原因は別にあるかもしれません。

そもそも脚のしびれや痛みは、正座するだけでも出ます。つまり、腰の病気だけでなく、さまざまな要因によって脚のしびれや痛みは起こります。ですから、検査結果で腰の異常が見つかっても、その異常が脚の痛みやしびれに関連していると思い込まないことが大切です。まずはフラットな視点で診ていくことが必要なのです。

このあとで詳しく説明しますが、60代以上になると、画像検査をすれば異常だらけです。60歳を超えて異常がない人を探すのがむずかしいくらいです。

ですから、脊柱管狭窄、椎間板ヘルニアなどが見つかっても、この異常と症状は本当に関連しているのかを詳しく診ることが大切なのです。もっと言えば、腰だけでなく、首が痛くても、ひざが痛くても、肩が痛くても同じです。

もちろん、画像に写った異常がつらい症状を出していることはありますが、実際に「ついた診断名とは違うことが原因で、つらい症状が出ていることがある」ことは知っておいてください。

セルフチェックで原因がわかれば、治療方針も、ケアの方法もわかる

この本では、皆さんの症状がなぜ起こっているのかを、1つひとつ自分でチェックする方法をお伝えして、そして本当の原因を探っていきます。さらに、その原因を突き止めたら、そのつらい症状を解消するためのセルフケアの方法もお伝えしていきます。

どれもむずかしい方法ではありません。だれもが簡単にできる方法なので、わかりやすくお伝えできると思います。

セルフチェックをして、「どうやら痛みの原因は脊柱管の狭窄ではないらしい」とわかれば、治療の方向も明確になり、そこに対してのケアを続ければ痛みやしびれが改善して、脊柱管の手術も不要になるかもしれません。

セルフチェックで大事なことは、「特定の施術をして、その場で症状を改善することができれば、症状の本当の正体がわかる」ということです。読み進めてくだされば、この意味を理解していただけるでしょう。私はこの点を重視して、皆さんの脚の痛みやしびれの本当の正体を見つける方法をしっかりお伝えしていきたいと思っています。

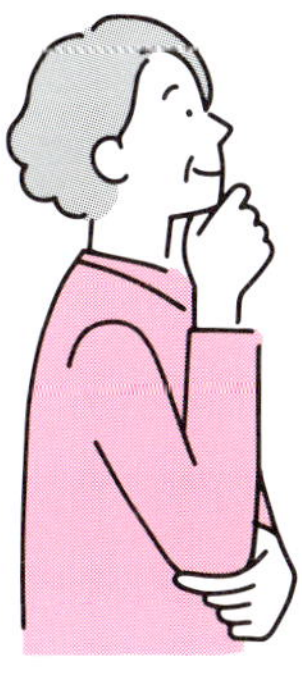

脊柱管狭窄症とは何か？

診断名と痛みは無関係かもしれない

では最初に、脚のしびれや痛みに関連のある病名について説明します。

脚の痛みやしびれがあると、病院では「脊柱管狭窄症」「椎間板ヘルニア」「坐骨神経痛」と診断名がつくことが多いです。この本を手に取ってくださった方も、このような診断名がついている方も多いでしょう。

診断名がついている方は、これらの診断名がどのような病気なのか、すでに説明を受けているかと思います。しかし、これまでも書いたように、診断名がついていても、痛みやしびれが違うところからきていることも多くあります。

ですからここでもう一度、診断名の定義をはっきりさせて、なぜそのような診断名がつくのかを説明します。

診断名と定義

脊柱管狭窄症：背骨の中の神経が走る空間が狭くなる病気

椎間板ヘルニア：背骨と背骨の間にある椎間板が飛び出して神経を圧迫する病気

坐骨神経痛：坐骨神経に沿ってお尻から脚にかけて痛みやしびれを感じる症状の総称

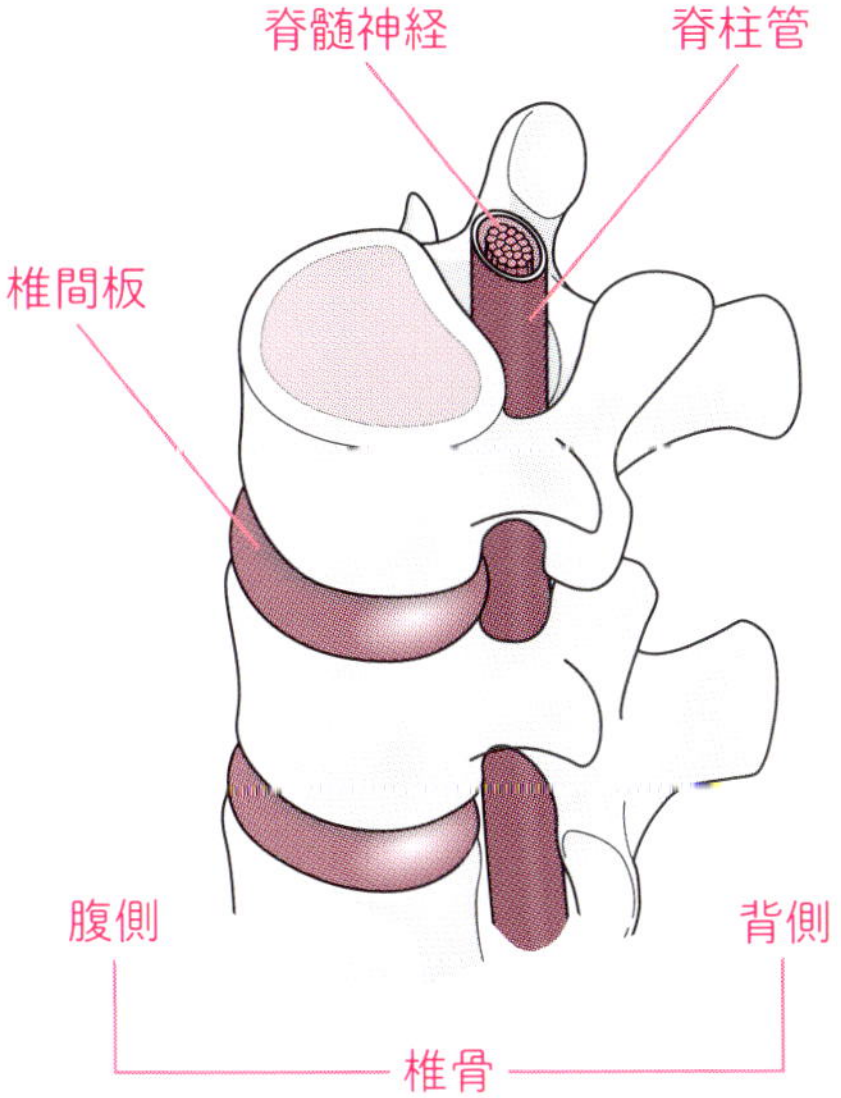

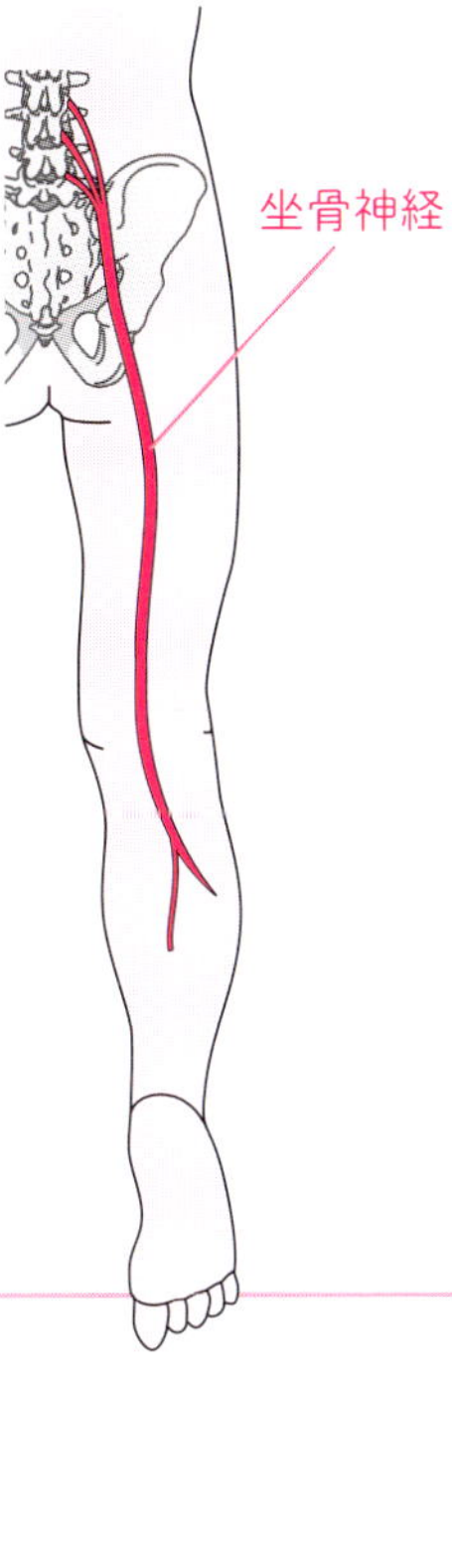

医師は4項目の基準を満たすと「脊柱管狭窄症」と診断する

まず、脚の痛みやしびれがあると最も診断されることが多い脊柱管狭窄症について考えてみましょう（脊柱管狭窄症の正式名は腰部脊柱管狭窄症です）。

脊柱管狭窄症については、少しむずかしい話になるところもあるかもしれません。しかし皆さんには、「病院において医師が、どのような基準で脊柱管狭窄症と診断しているか」を知っていただきたいのです。診断する際の基準を知っておくことはとても大事なことなので、左の表「腰部脊柱管狭窄症　診断基準」を使って説明します。

脊柱管狭窄症と診断された場合、何を基に診断されたのでしょうか。脊柱管狭窄症にはガイドラインというものがあり、４つの条件を満たす場合に（腰部）脊柱管狭窄症と診断されます。それを１つずつ説明していきましょう。

腰部脊柱管狭窄症 診断基準

下記の４項目をすべて満たす場合に
腰部脊柱管狭窄症と診断する

基準①：殿部から下肢の疼痛やしびれを有する

基準②：殿部から下肢の症状は、立位や歩行の持続によって出現あるいは増悪し、前屈や座位保持で軽快する　→　間欠性跛行

基準③：腰痛の有無は問わない

基準④：臨床所見を説明できるMRIなどの画像で変性狭窄所見が存在する

まず、１つ目は、「殿部から下肢の痛みやしびれがあること」。

２つ目は、特に重要な所見です。１つ目の「殿部から下肢の痛みやしびれ」が立ち歩くときに強くなり、座ると楽になる「間欠性跛行」と呼ばれる症状があること。これはどういうことかというと、脊柱管狭窄症は実は「腰を反ると痛みが出てくる」という病気です。立っている姿勢というのは、ちょっと腰を反っています。そして歩いているときも少し反っています。しかし座ると腰は丸まっていますよね。ですからたとえば、自転車に乗ったり、座っていたりするときに症状は出ませんが、長く歩いたり立ったりすると症状が出る、しかし腰を丸めて座れば痛みは治まる、この状態を間欠性跛行といいます。

３つ目は、「腰痛は無関係」と書いています。この病気は腰の神経が圧迫されて、脚にしびれや痛みを出す病気ですので、腰痛の有無は問わないということです。

４つ目は、画像所見です。脊柱管が狭いことが画像で確認され、その症状と一致していることです。脊柱管狭窄症によるしびれや痛みは、脊柱管のどこが狭くなっているかによって、引き起こされる症状は決まっていますから、その狭くなっている領域と患者さんの症状の関連が説明でき、しかもちゃんと一致していますよということの４つの条件を満たすと、脊柱管狭窄症という診断名がつきます。

脊柱管が狭くなっているかどうかは画像でしかわかりませんが、患者さん自身がわかる症状としては、脚の痛みとしびれがあり、歩行中に痛みは出るが休息すると緩和される（間欠性跛行）――これだけの条件がそろうと脊柱管狭窄症と診断がつくのです。

50代以上になると、実は大半の人は脊柱管が狭い

ところが、ここで重要なことがあります。ここまで説明した４つのことが医師の診断基準になっているにもかかわらず、実は「この４つの条件がそろっただけでは、脊柱管が狭いことによって症状が出ているとは言えな

い」のです。これは、ハッキリ断言できます。

なぜ、このようなことが言えるのか、順を追って説明していきます。

まず左ページの表を見てください。「脊柱管狭窄症の画像と臨床症状の関連性」についての非常に有名な研究です。和歌山県立医科大学が２０１３年に「一般地域住民における腰部脊柱管狭窄症の画像と臨床症状の関連性」について調査を行ったものです。

この調査研究では50歳以上の約１０００人（９３８名）を無作為に選び、腰部のＭＲＩを撮影しました。痛みがあるなしは関係なく、症状がない人も健康診断で行うようにＭＲＩを撮影したわけです。

その結果、驚くべきことがわかりました。なんと、７７・９％、つまり約80％の人が、「中等度以上の脊柱管狭窄症」がありました。「中等度以上の脊柱管狭窄」というのはかなり脊柱管が狭い状態です。

50歳以上の人で約80％ですから、70歳以上の人だったら、ほぼ１００％に近いと考えられます。要は、加齢に伴って、ほとんどの人は脊柱管がは

脊柱管狭窄症の画像と臨床症状の関連性

50歳以上（平均66・9歳）のヒト938例を
無作為にMRI検査

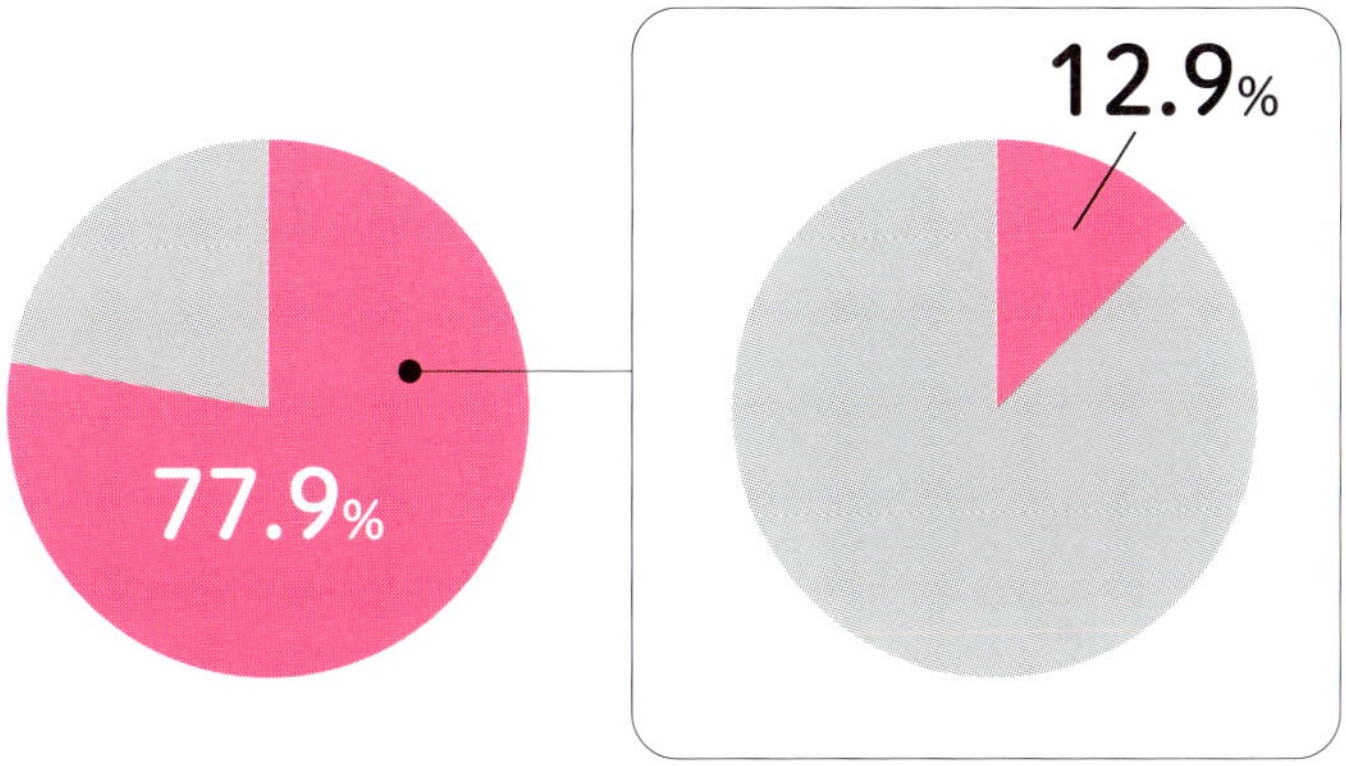

中等度以上の
脊柱管狭窄症の人

中等度以上で
症状を有する人

Ishimoto Y., et al. : Associations between radiographic lumbar spinal stenosis and clinical symptoms in the general population: the Wakayama Spine Study. Osteoarthritis Cartilage. Jun;21(6):783-8. 2013.

じめから狭いのです。これは重要な発見です。

さらに興味深いことに、その「中等度以上の脊柱管が狭くなっている人」のうち、「脊柱管狭窄症の特有の症状を有している人」は12・9％しかいません。脊柱管がかなり狭くなっていても、約87％の人は、脊柱管狭窄症特有の痛みやしびれなどの症状は出ていないのです。

この事実は非常に重要です。高齢になるとほとんど全員の脊柱管は狭くなっています。つまり、60歳や70歳になって脚にしびれや痛みがあって病院を受診した場合、画像をみれば、脊柱管の狭窄が確認できますから、だれもが脊柱管狭窄症という病名がついてしまう可能性があります。もちろん、脊柱管狭窄があって、症状がそれによって出ている人もいます。しかしその比率はそれほど多くないのです。

脊柱管狭窄症に関係なく間欠性跛行や下肢の痛み・しびれが出ることがある

ここでもう一度、27ページの「腰部脊柱管狭窄症　診断基準」を見てください。

ここに書いてあるように、殿部から下肢の痛みやしびれ、間欠性跛行は脊柱管が狭いことで症状が出ることは事実で、このような患者さんも私はたくさん見てきました。この場合、脊柱管を広げる手術をすると、スポーンと症状がなくなってしまう人がいます。これも事実です。

ところが、ここが重要なのですが、脊柱管とは関係なく、「お尻から脚にかけての痛みが出ることはある」、しかも脊柱管とは無関係に「間欠性跛行が出ることもある」というのも事実です。本当に脊柱管狭窄症によって症状が出ている場合もあれば、そうではない場合もあるのです。

私はなぜこんなことが言えるのでしょうか。

私のところへは脚にしびれや痛みがあり、脊柱管狭窄症と診断された患者さんがたくさんやってきます。私は、そういった患者さんを診るとき、最初に必ず行うのは腰以外の施術をすることです。あえて腰は何も施術せず、それ以外の場所から施術するようにしています。

なぜかというと、腰に触らなくても、もし脚の痛みやしびれが改善することがあれば、その症状は脊柱管とは関係ないことがわかるからです。

それで結果はどうかというと、「腰は触っていないのに、腰以外を施術すると症状が改善する人」は非常に多いのです。私の感覚ではありますが、むしろ腰以外の施術で症状が良くなる人のほうが多いのです。

つまり、「腰を触らずに症状が緩和するかどうかを確認する」ことができれば、「本当に脊柱管狭窄症によって症状を出しているのか」を判断できるというわけです。この本を読めば、私だけでなく、あなた自身がそのチェックを行うことができます。

もちろん、専門的な知識や技術を必要とする場合もありますが、自分でチェックする方法があり、対処できるエクササイズがあると知っておくだけでも、症状が出た際に冷静に対処できるのではないでしょうか。

　繰り返しにはなりますが、脊柱管が狭いことによって、脚の痛みやしびれ、間欠性跛行といった症状が出ている人は大勢います。しかし、脊柱管の狭窄があっても、それとは無関係に脚の痛みやしびれ、間欠性跛行が出ている患者さんがいることも事実です。これが脚の痛みやしびれの改善を考えるときの、最初の入り口だと思っています。

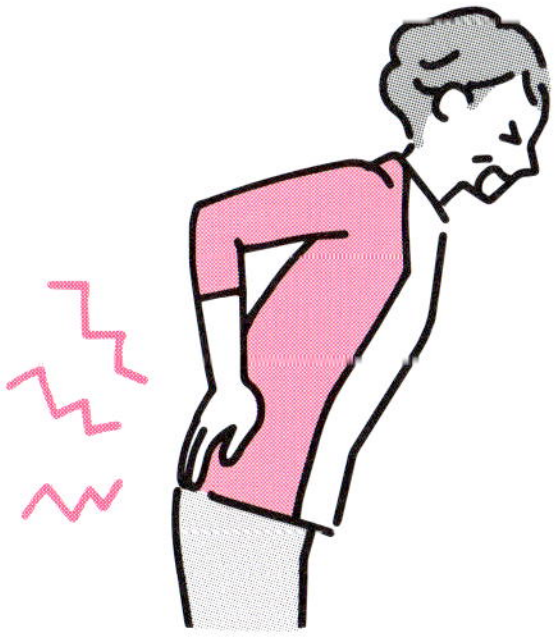

椎間板ヘルニアと坐骨神経痛の原因は？

椎間板ヘルニアによる痛みなのか、本当のところはわからない

椎間板ヘルニアと診断名がついたとしても、脊柱管狭窄症と診断名がついたときと同じようなことが考えられます。

左の「椎間板ヘルニアの診断基準」をみてください。下線を引いたところが重要です。３番目の「ＳＬＲ（Straight Leg Raise）陽性」というのは、足を上げると脚や腰がビーンと痛む状態のことを指します。４番目と5番目には、ＭＲＩを撮影すると、椎間板が突出していることが確認でき、症状とＭＲＩ画像の位置が一致するという条件がそろうと、椎間板ヘルニアという診断名がつく、とあります。

ところが、椎間板ヘルニアの場合も脊柱管狭窄症と同様のことがあります。確かに椎間板ヘルニアがあることによって、脚の痛みが生じることは

椎間板ヘルニアの診断基準

ガイドラインでは、下記が診断基準になっている

基準①：腰痛・下肢痛を有する（主に片側 or 片側優位）

基準②：安静時にも症状を有する

基準③：SLR テストは陽性（ただし高齢者では絶対条件でない）

基準④：MRI など画像所見で椎間板の突出がみられ、脊柱管狭窄の所見を合併していない

基準⑤：症状と画像所見が一致する

ありますし、ＳＬＲテストを行うと痛みが出ることもあります。しかしこれらの条件がそろっていても、症状がヘルニアに関連している場合もあれば、ヘルニアとは関係なく、これらの症状が出ることがあります。

私がなぜこんなことを言えるのかというと、これも脊柱管狭窄症と診断された人と同じで、椎間板ヘルニアと診断された人でも、腰を触らず、腰以外の部分を施術しただけで、症状が改善することが非常に多いからです。

坐骨神経痛も坐骨神経とは関係ないことがある

坐骨神経痛については、文字通り、「坐骨神経に問題があって、脚の痛みやしびれなどの症状を出している状態」であり、頭痛や腹痛と同じく症状を表す言葉です。坐骨神経とはイラストにあるように腰から太ももに向かう神経であり、坐骨神経痛の原因は、坐骨神経そのものや坐骨神経とつながる腰の神経（腰神経）の圧迫です。

坐骨神経

坐骨神経は、腰から太ももに
向かう神経を指す

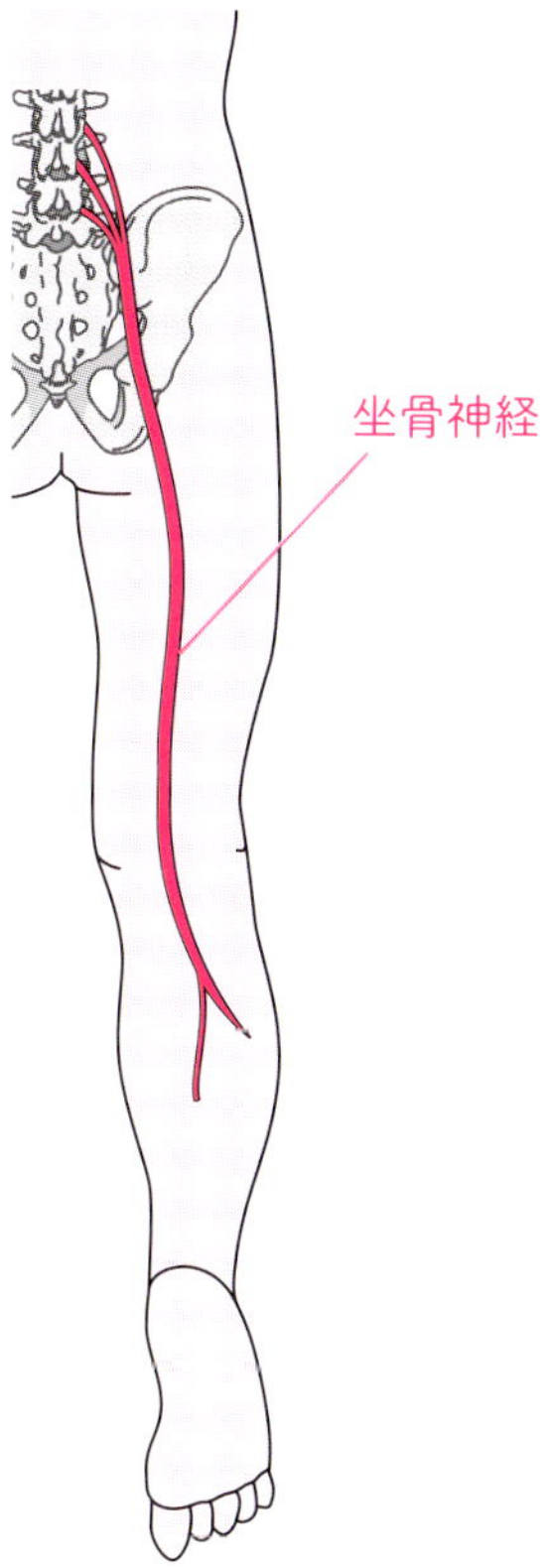

一般に坐骨神経の領域に痛みやしびれがあると、病院では坐骨神経痛と診断されることは多いです。圧迫が起こる原因は椎間板ヘルニアや脊柱管狭窄症のほか、筋肉の硬さによる影響など多岐にわたりますから、どの神経がどのように圧迫を受けているかを調べなければ、治療はできません。その症状は何が原因で起こっているかを調べることが大事なのです。

しかし、信じがたいことですが、そこまで詳しく診てくれる病院はほとんどないと思います。病院ではほとんどの場合、「腰が原因で坐骨神経痛が出ている」という説明しか行われていないと思いますし、医師も含め、医療者は坐骨神経痛の原因は腰であると思い込んでいると思います。私も病院に勤務しているときはそのように考えていました。もちろん腰の病気が原因で坐骨神経痛を生じることはありますが、それ以外の原因で坐骨神経痛が生じることはありますし、むしろその方が多いと私は感じています。

そのため、坐骨神経痛と診断された方についても、脊柱管狭窄症や椎間板ヘルニアと同じように、腰を触らず、腰以外の部分を施術しただけで、症状が改善することが多いことも知っておいてください。

脚の痛みとしびれの本当の原因は？

脚の痛みとしびれの本当の原因は？

では、脚の痛みやしびれはいったい、何が原因なのでしょうか？　その答えは下図の３つです。

患者さんが「脚に痛みやしびれがある」と訴えた場合、私は基本的には、この３つの部位によって症状が出ていると考えます。１つは腰、１つは末梢神経、３つ目は最近注目されている筋膜です。これを１つずつ説明していきましょう。

脚の痛みとしびれの本当の原因は？

3つのターゲットに絞ってチェック

チェック①：腰

チェック②：末梢神経

チェック③：筋膜

脚の痛みとしびれの本当の原因①…腰

まず、腰の部分です。すでに述べたように、脊柱管狭窄症や椎間板ヘルニアは腰の神経を圧迫するため、腰の神経は障害されます。腰からは脚につながっていく神経がありますから、腰の神経が圧迫されれば、その結果、脚に痛みやしびれが生じることになります。脊柱管狭窄症や椎間板ヘルニアによって脚の痛みやしびれといった症状が出ているわけですから、この場合は手術を行うことで、すっかり症状がよくなる人も一定数います。ただし、これまでも述べたように、脚の痛みやしびれの原因は腰の部分にあると医療者から説明を受けることがほとんどだと思いますが、私感では少なくとも半分以上の方は、次の「末梢神経」「筋膜」によって症状が生じていると考えています。

チェック①：腰

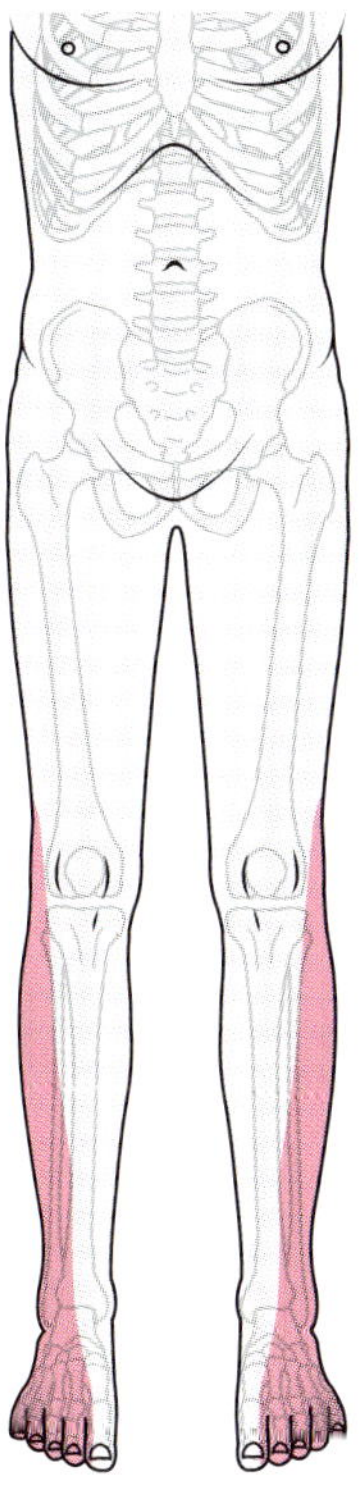

正面

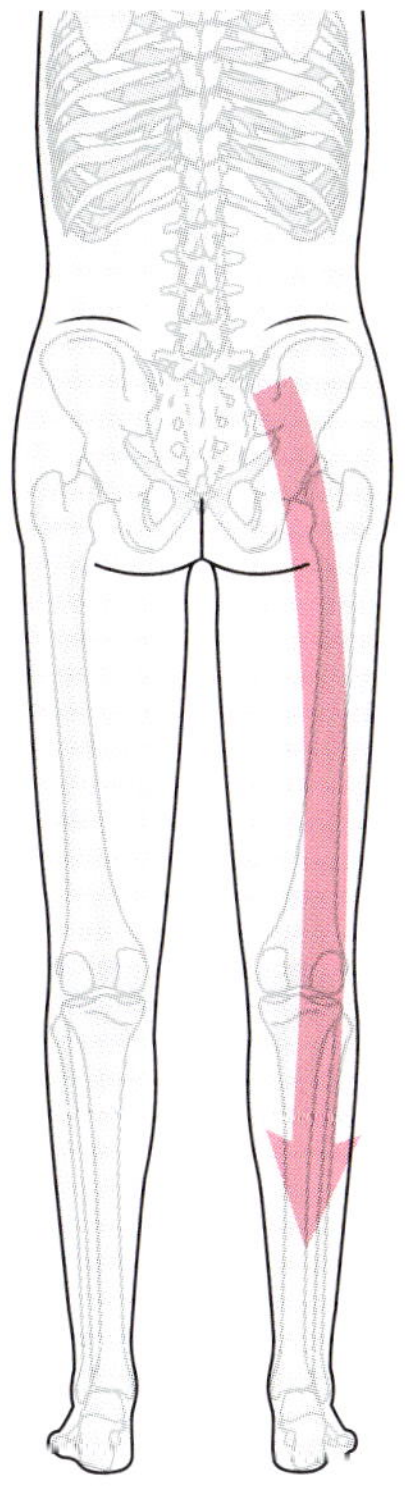

背面

脚の痛みとしびれの本当の原因②…末梢神経

次に末梢神経です。これもまた多いです。

お尻から脚にかけての痛みやしびれがあるということは、当然、お尻や脚そのものに問題があっても痛みが出ます。その犯人の１つが末梢神経であり、末梢神経そのものに問題があるのが末梢神経による痛みやしびれです。

左のイラストにあるように、お尻から出て脚を支配している神経はたくさんあり、その中でもっとも有名なのが坐骨神経、それ以外にも後大腿皮神経、上殿神経などが知られています。今回はこの３つの神経が非常に重要なのでイラストに描いていますが、実際にはさらに多くの末梢神経が存在します。名前のある神経を細かく挙げたら切りがありません。

これらの神経が「絞扼《こうやく》」といって、硬くなったり、滑らなくなったりすると、その部分の神経の領域に痛みやしびれの症状が出てくることがあります。これが末梢神経の特性です。

チェック②：末梢神経

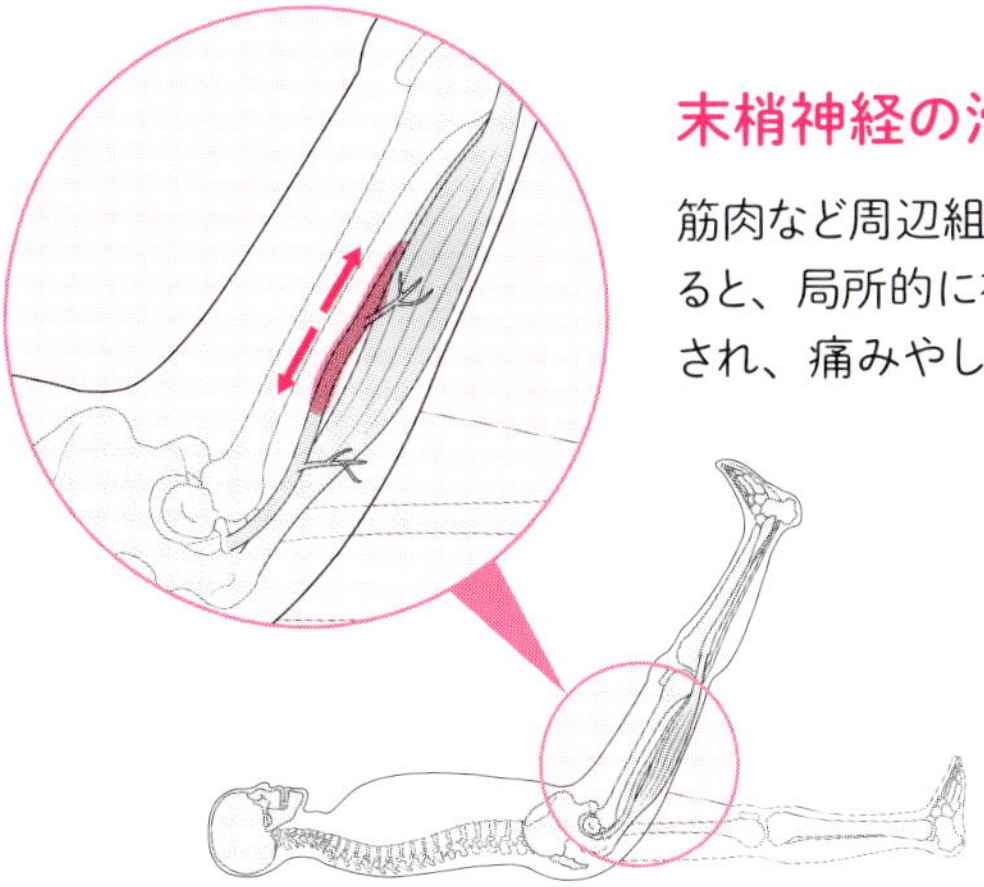

末梢神経の滑走障害

筋肉など周辺組織の滑りが悪くなると、局所的に神経組織が伸ばされ、痛みやしびれが表れる

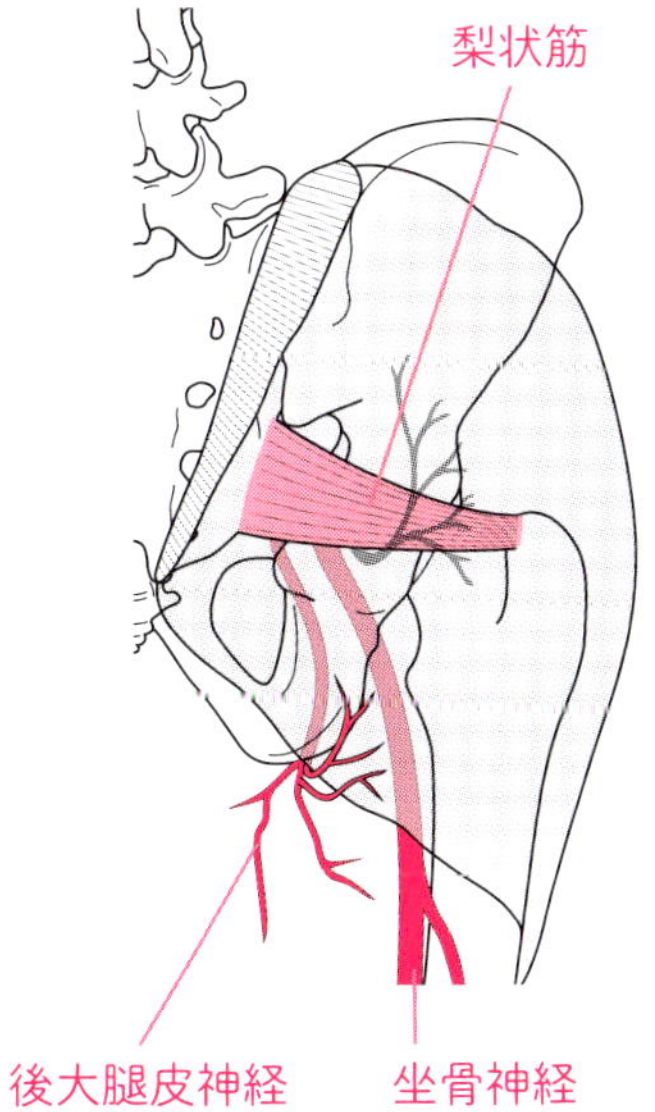

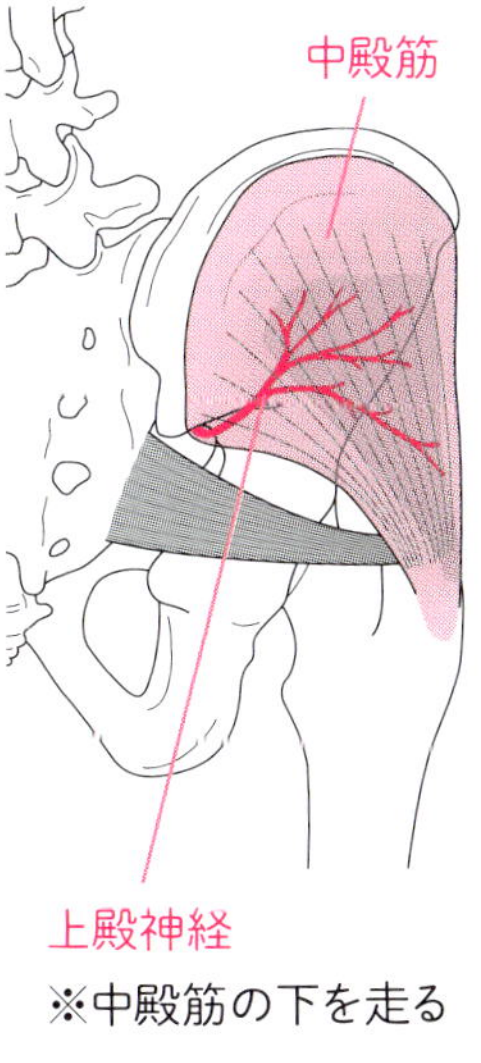

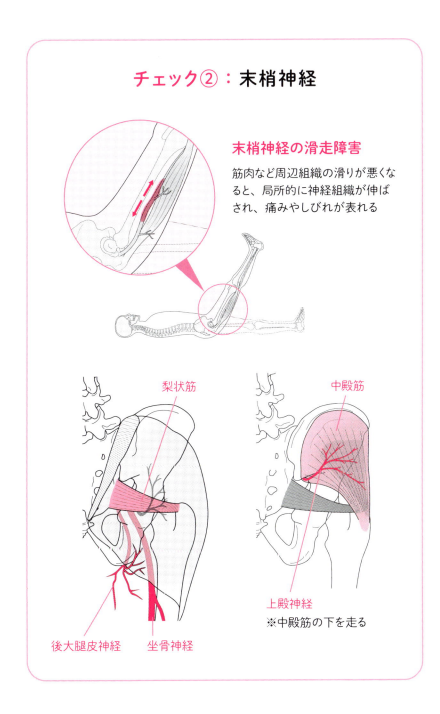

脚の痛みとしびれの本当の原因③…筋膜

最後は筋膜です。筋膜について研究が進んだのは最近のことです。

人間の体は外側からみていくと、皮膚があり、脂肪層があり、その下に筋肉があります。筋膜は脂肪層と筋肉の間や、筋肉と筋肉の間にある膜です。筋膜の中には神経が髪の毛のように細く広く入り込んでいます。筋膜が硬くなって動きが悪くなっていると、体を動かすたびに神経が引っ張られてしまいます。それによって痛みやしびれが広い範囲で出てきてしまうのです。実感としても施術をしていると筋膜が硬くなっている人は多いです。

筋膜が注目されるようになったきっかけはエコー（超音波検査）です。以前から女性が妊娠中に胎児のようすを見るときにエコーの機械が使われていましたが、このエコーの機械が整形外科の分野で使われるようになったのは、ここ10～20年くらいでしょうか。

エコー検査をすると硬くなった筋膜が白く厚くなっているのが見えるこ

チェック③：筋膜（皮神経）

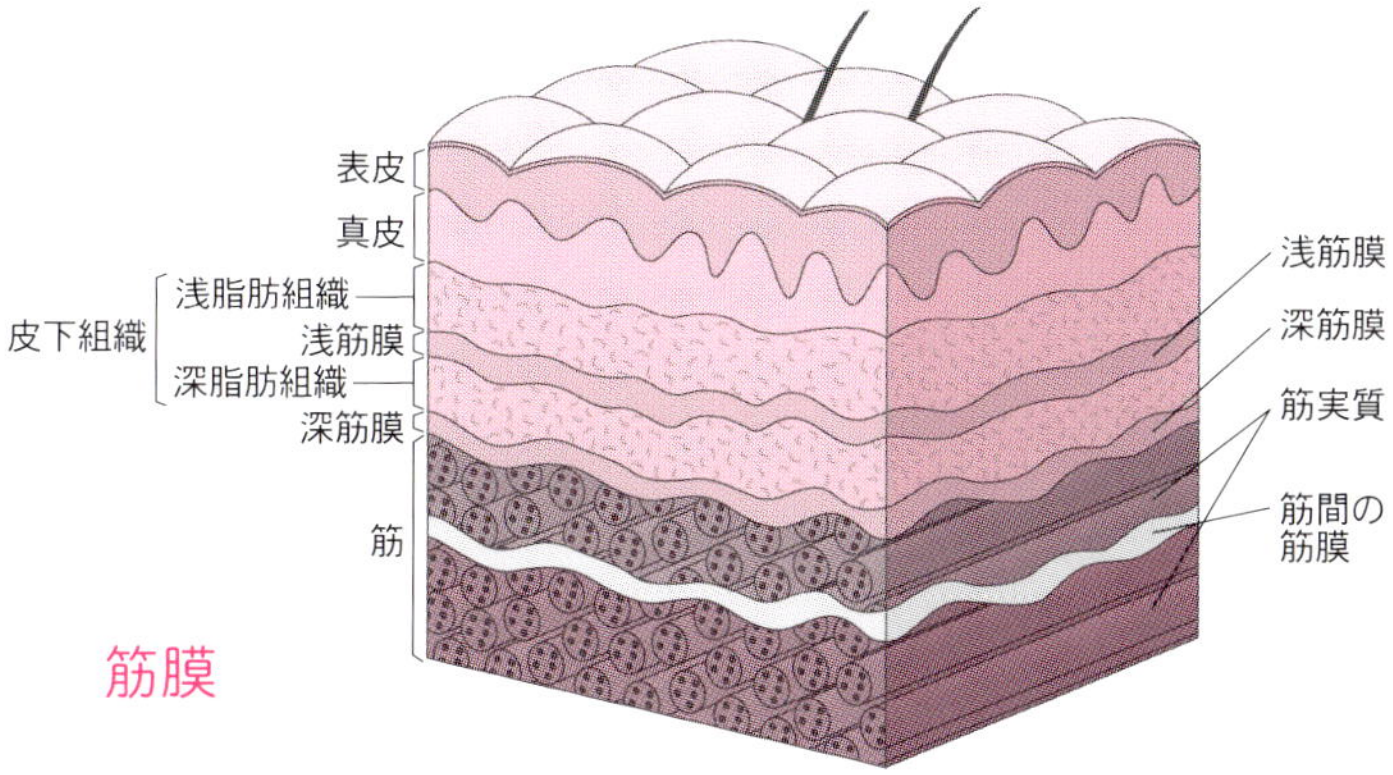

筋膜

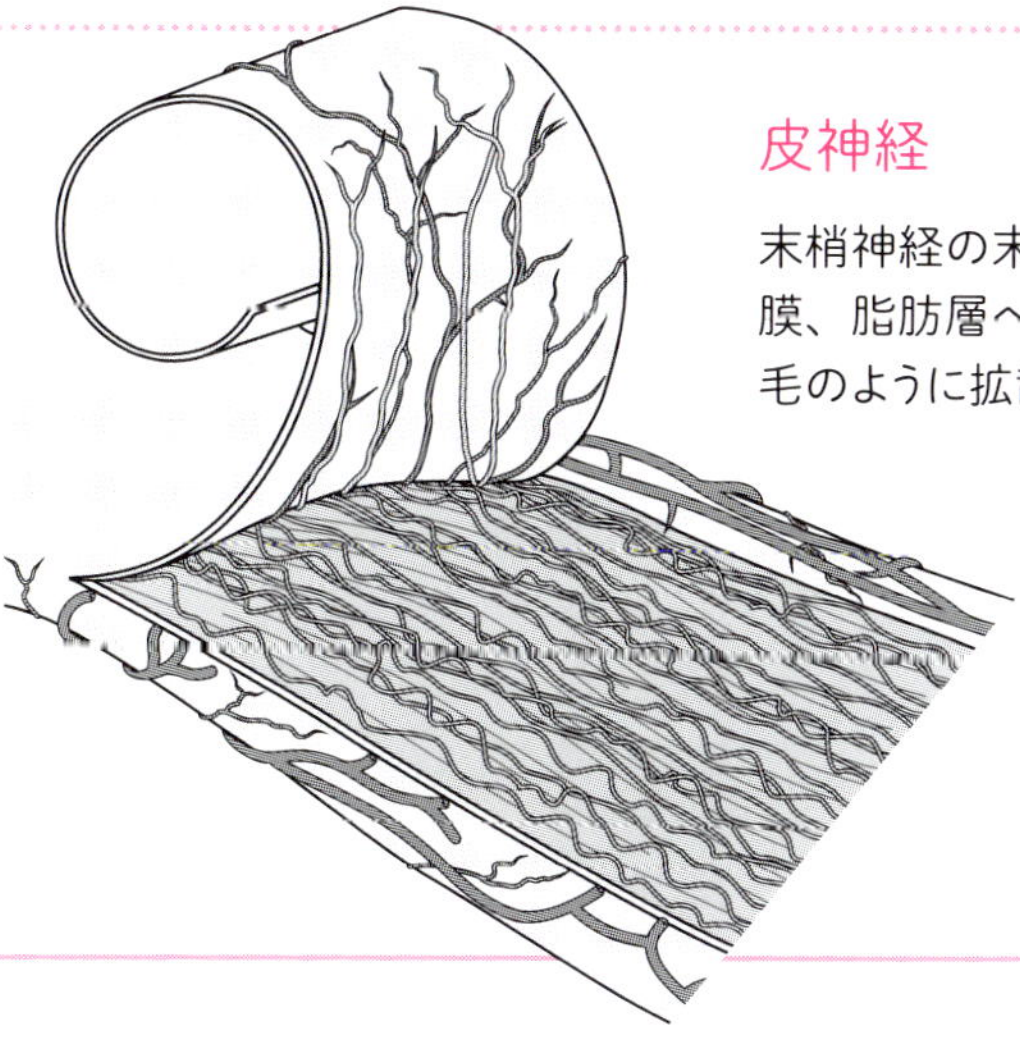

皮神経

末梢神経の末端は、筋や筋膜、脂肪層へと広く深く髪の毛のように拡散しているとがあります（癒着や瘢痕化などが原因）。そして、肩こりなどの痛みのある患者さんに対して、エコーの画像を確認しながら筋膜に薬液（生理食塩水とごく少量の麻酔薬と鎮痛薬）を注射すると、痛みが改善することもわかってきました（注射をしなくても、固くなった筋膜をほぐすことはできます）。つまり、筋膜の病態がわかってきたことによって、注目されるようになったということですね。

たとえば「手がしびれて痛いんです」と困っている患者さんに対して、腕の筋膜を施術するだけで、かなり症状が改善するということはよくあります。

ここまでで、なぜ脚の痛みやしびれが出るのかについて、３つの視点を伝えてきました。これらの視点から脚の痛みやしびれの原因を考えることができます。皆さんは、「それなら、自分の体は、なぜ痛いの？」と思ったでしょう。ここからは実際に、自分自身で「痛みやしびれの原因」を発見するための方法を紹介します。

第2章

原因部位発見！セルフチェック法

3段階でセルフチェックを行う

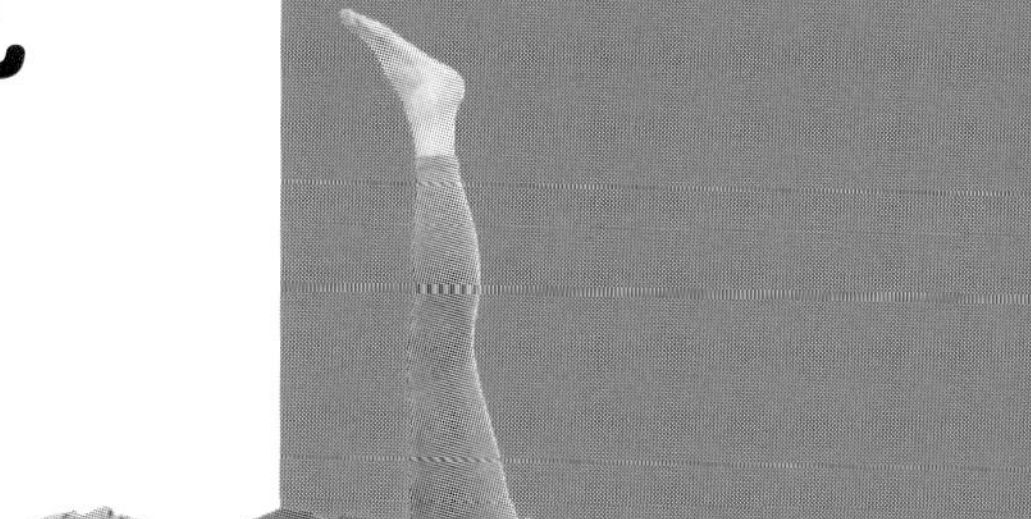

第2章

原因部位発見！　セルフチェック法

―3段階でセルフチェックを行う―

脚の痛みやしびれの原因部位を、自分で突き止める

原因は何であれ、痛みやしびれの症状は似ている

ここまでの話を読んできて、皆さんが一番関心あるのは、「それで、私の痛みの原因はなんですか？」でしょう。

そこで紹介するのが、「原因部位発見！　セルフチェック法」です。何やら小むずかしいように思うかもしれませんが、要は自分で痛みやしびれを見つける方法ですから、むずかしくもなんともありません。

脚の痛みやしびれは、前章で説明したように「腰」「末梢神経」「筋膜」

の3つの原因があります。しかし原因は違っても、痛みやしびれの特徴は

3つとも似ていますから、症状だけで判別するのはむずかしいのです。

しかし、自分自身で体を動かしながらチェックすれば（セルフチェック）、痛みやしびれの原因になっている部位を探すことができます。

これからセルフチェックの方法をお伝えしますが、その前にセルフチェックの理屈を簡単に説明します。セルフチェックの理屈がわかると、チェックのポイントもわかりやすくなります。

外傷以外は検査だけでは原因は判断できない

私は「外傷以外は、レントゲンやMRIだけでは、本当の原因はわからない」と思っています。「外傷」というのは、1回の外力が原因でケガをした場合を指します。たとえばバーンとぶつかったり、転んだり、事故に遭ったりすることです。このような外傷の場合は、基本的にはレントゲンやMRIを行わないと原因がわからないことが多いです。逆に言えば、多

くの場合、レントゲンやＭＲＩで原因が特定できます。しかし、外傷以外の場合、たとえば脚の痛みやしびれは、徐々に症状が現れることが圧倒的に多いです。つまり何らかのきっかけ（事故や転倒など）で急激に症状が出るのではなく、気がついたら痛みやしびれがあり、徐々に痛みやしびれが増していくことがほとんどです。そのような外傷以外の原因では、多くはレントゲンやＭＲＩだけでは十分な判断ができません。ですから語弊があるかもしれませんが、「外傷以外はレントゲンやＭＲＩだけでは判断できない」と私は考えています。

　これを踏まえると、病院において、レントゲンやＭＲＩの画像だけを見て、患者さんへの触診もしないで診断することは、適切な方法とは思えません。それで診断がつくのでしょうか。わからないことが多いのではないでしょうか。

　腰でも脚でも、ひざでもどこでも、年齢を重ねた人間の画像を撮れば、ほとんどの人が何らかの異常があります。異常だらけと言ってもいいです。

先ほど、脊柱管狭窄症についての調査研究を紹介しましたが、それこそ70歳を超えていたら、ほとんどの人は脊柱管がかなり狭くなっていますし、背骨が曲がっていない人もほとんどいません。ひざでも股関節でも同じです。異常がない人はいないと言っていいでしょう。加齢による異常は、どうしても生じるものなのです。

そして加齢による異常（変形）がある高齢者が、あるときに痛みを感じて病院を受診して検査をすれば、その異常（変形）は画像に写ります。しかし、最初から体に異常があるのですから、画像を撮っただけでは、その異常が新たな痛みの原因なのか、明確にはなりません。

体は異常（変形）がたくさんありますから、痛みがその異常によって引き起こされている可能性はあるでしょう。しかし、異常は以前からあったもので、新たな痛みやしびれは、その異常とは無関係かもしれません。そのような場合でも、画像は異常を示しているのですから、やっかいですね。

その場で痛みに変化があれば、原因がわかる

では、どのようにすれば、痛みやしびれの原因がわかるのでしょうか。そこが「セルフチェックの理屈」で大事なことです。私が考える回答は、「その場で痛みがとれることが重要」です。痛みが完全にとれなくても、その場で著明な変化がみられることが大切だと考えています。

具体的には、脚の痛みがある場合を考えてみましょう。そのとき、私は特定の部位だけを施術していくようにしています。たとえば「腰を反ると、脚がしびれます」という患者さんが来院し、患者さんの話を伺い、様子を観察して、「筋膜があやしい」と思ったら、筋膜だけを施術します。腰には触りません。

筋膜だけの施術が終わって、患者さんに腰を反ってもらうと「あれ？しびれがなくなった」ということがよくあります。施術したのは筋膜だけですから、痛みの原因は筋膜だったと言えます。その場で痛みの改善がみられれば、施術した部位が痛みの原因である可能性が高いのです。

それは末梢神経も同じです。脚の特定の部位に痛みとしびれを訴える患者さんは多いです。たとえば「ひざから下に痛みとしびれがある」というような具体的な場所の痛みを訴えるのです。この「ひざから下に痛みとしびれがある」場合、腓骨神経などの特定の神経に対して施術をすると痛みがなくなることが多いです。このときも腰には触れていませんから、腰ではなく、その部位に原因がある可能性が高いと考えます。

先にも述べましたが、私は患者さんの痛みの原因を特定するこのようなプロセスをできるだけ詳細に行うことを大切にしています。しかし、ＭＲＩなどの検査のほかに、このようなプロセスも行うような、ていねいに診察をしてくれる病院はほとんどないでしょう。

これから紹介する「セルフチェック」は、原因を特定するために、私がふだんから行っているプロセスを、皆さん自身で行えるようにアレンジしたものです。自分自身で、痛みの原因を突き止め、セルフケアもできるようになります。

さっそくやってみよう！

三段階で
セルフチェックを行う

動画でチェック！

セルフチェックの流れ

セルフチェック	確　認	1	痛みの場所を突き止める
セルフ施術	施　術	2	痛む場所へのケアを行う
再セルフチェック	再確認	3	これで改善されれば、原因の場所を再確認できる

1

いつも感じている痛みを誘発する

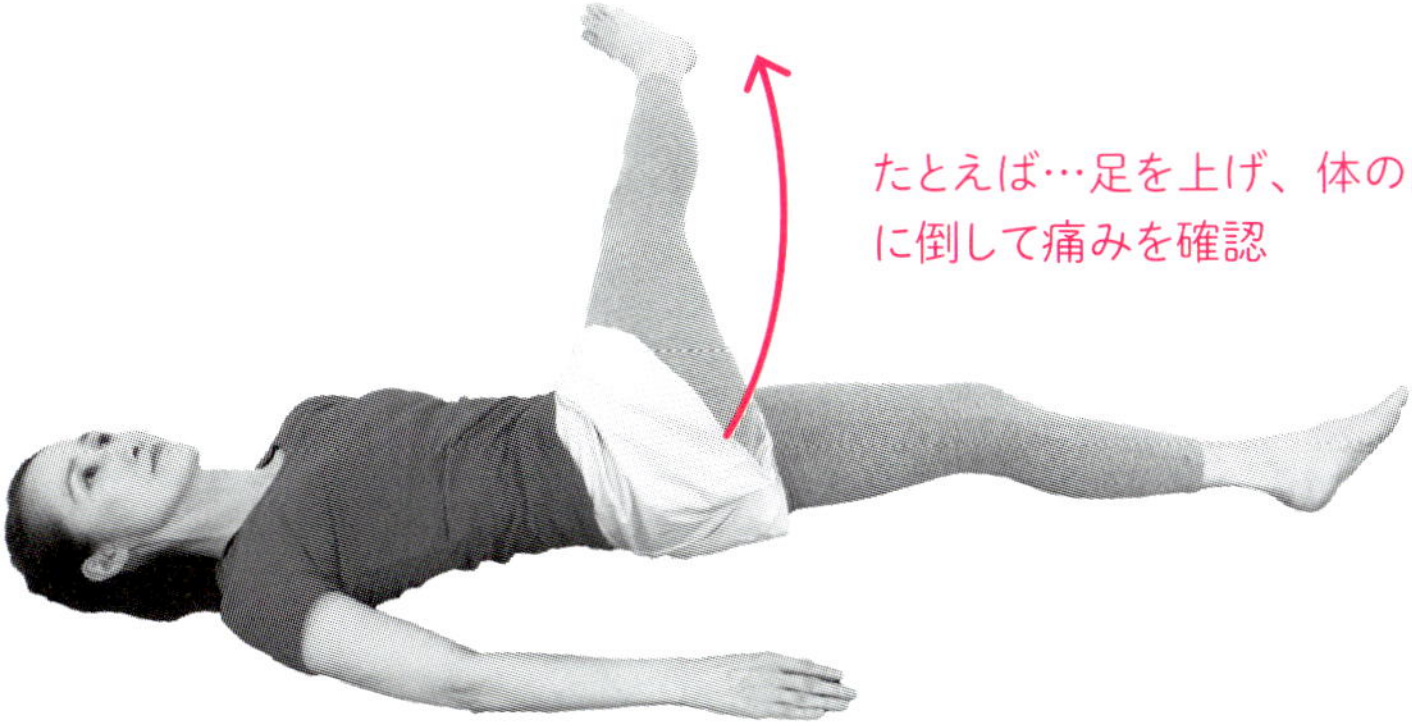

たとえば…足を上げ、体の内側に倒して痛みを確認

まず、いつも感じている痛みを出します。たとえば「足を上げたときに出る脚のしびれ」であれば、図のように足を上げたり、倒したりして「いつもの痛み」を出します。

2

痛みの部位を施術

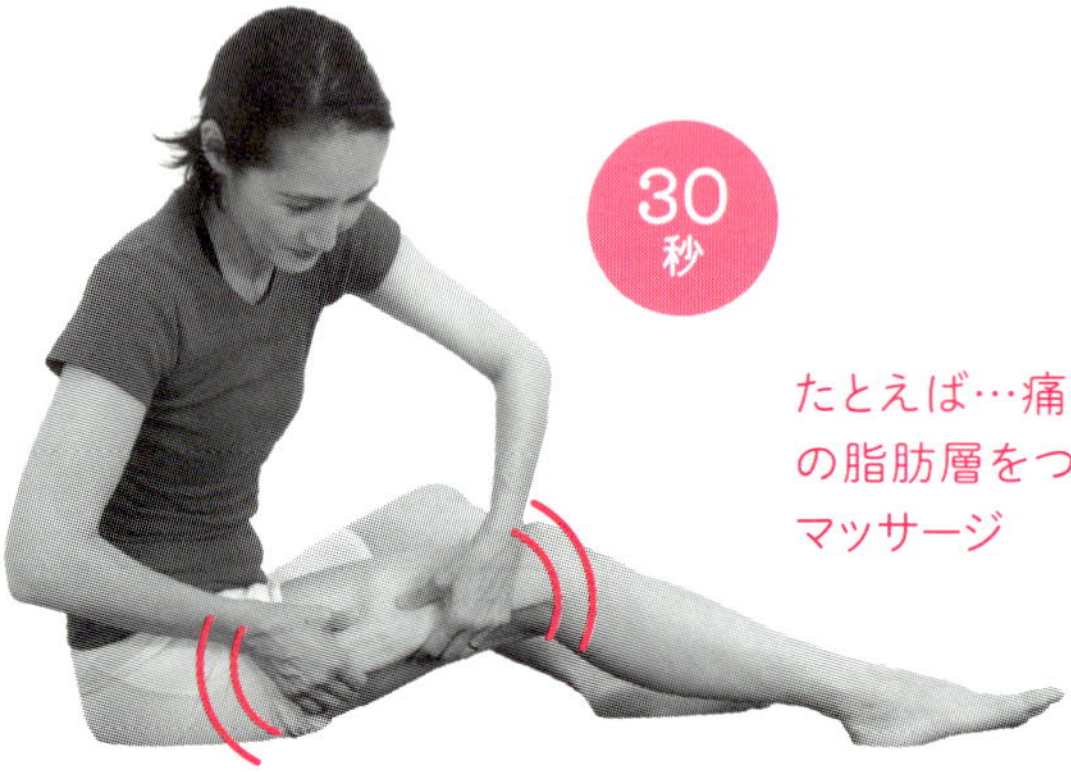

30
秒

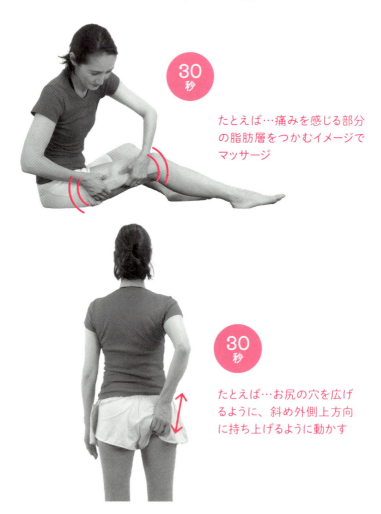

たとえば…痛みを感じる部分
の脂肪層をつかむイメージで
マッサージ

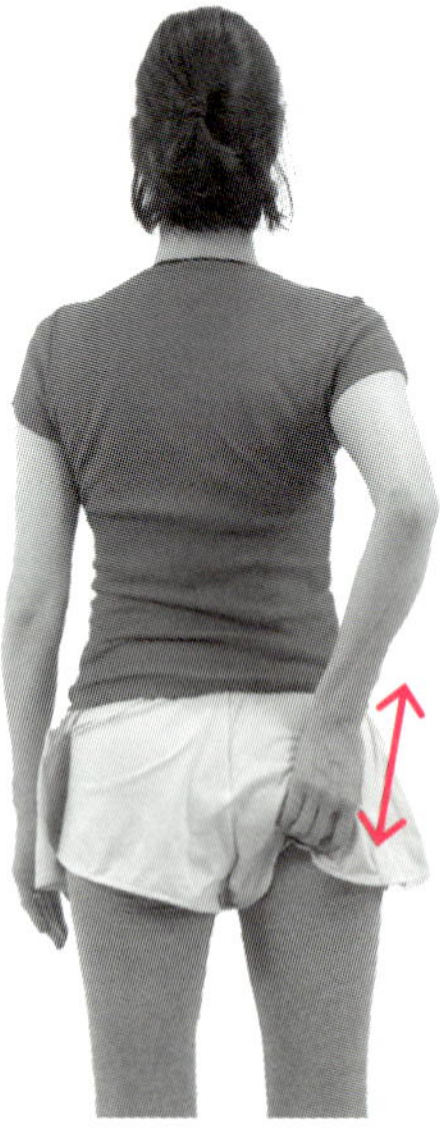

30
秒

たとえば…お尻の穴を広げ
るように、斜め外側上方向
に持ち上げるように動かす

次に「1」で誘発した痛みの部位に対して、施術を行います。

3

再チェックをして、痛みが軽減するかを確認する

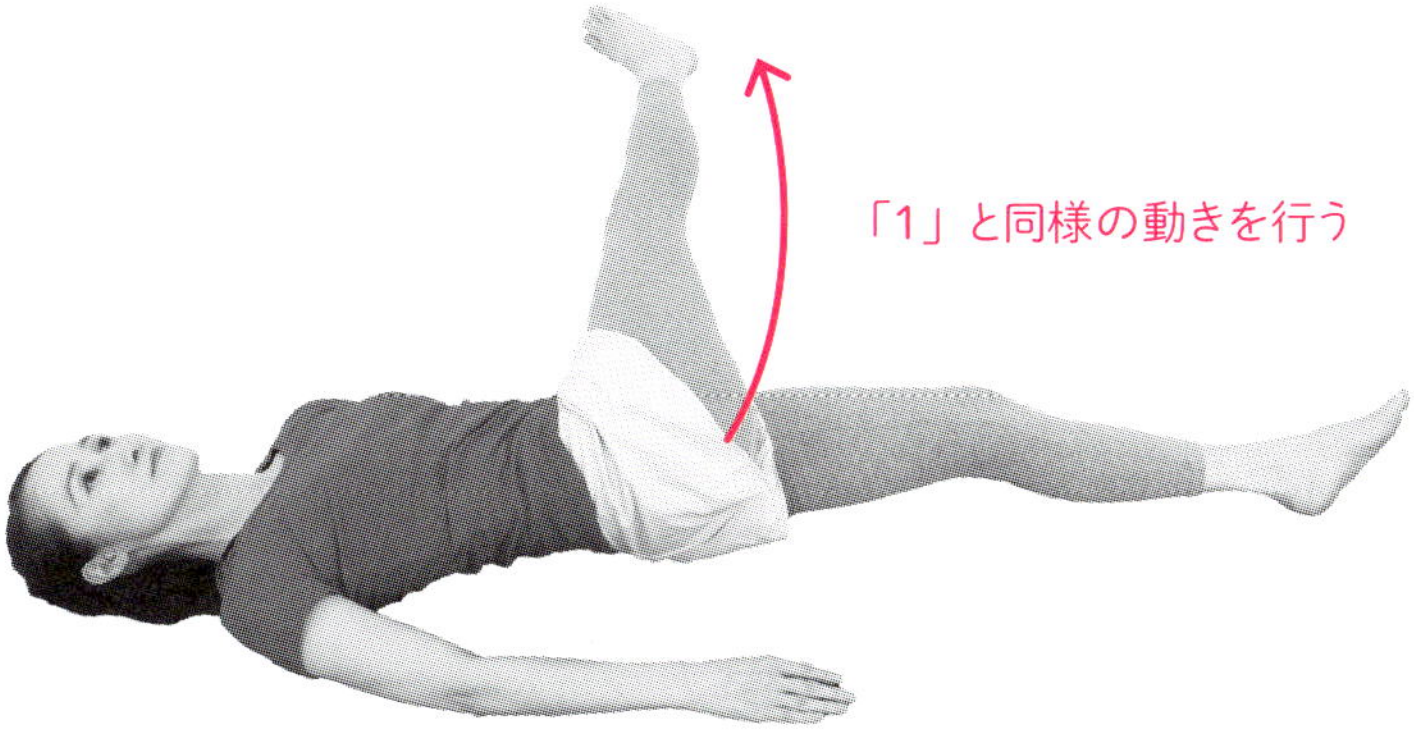

施術後に「1」と同じ動作を行い、痛みが軽減するかどうかを確認します。軽減した場合、その施術が効果的であり、施術した部位が痛みやしびれの原因である可能性が高いことがわかります。

結果

このような方法によって、かなり高い確率で原因がある場所を特定できます。では次から、痛み・しびれの部位別セルフチェックの方法を紹介します。

\\ | //

痛みの部位別　セルフチェックの方法

（1）下殿部から大腿裏側を中心に痛みがある人のセルフチェック

動画でチェック！

痛みの部位

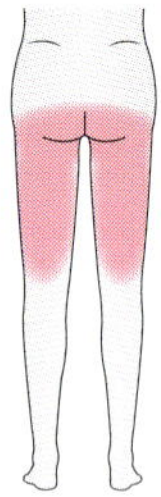

下殿部（お尻下部）から大腿裏側（太もものうしろ）

痛みは左右どちらかのみ、またはどちらかがより強く痛むはずです。痛みのある方がケアの対象となります。

セルフチェックの流れ

1 仰向けになって足を持ち上げて、痛みを誘発

2 施術「お尻のわしづかみ」

3 「1」の方法で再チェックして、痛みが軽減するかを確認

1

いつも感じている痛みを誘発する

（右脚に痛みやしびれがある場合）

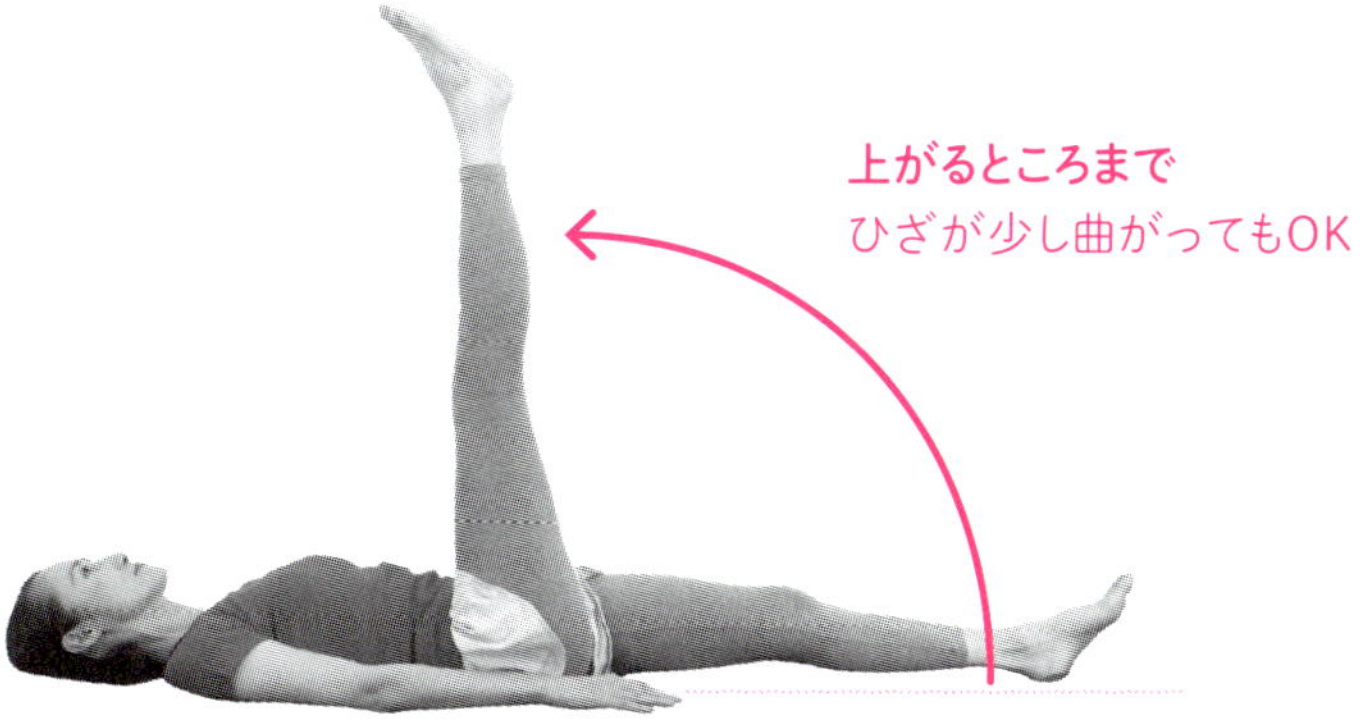
上がるところまで
ひざが少し曲がってもOK

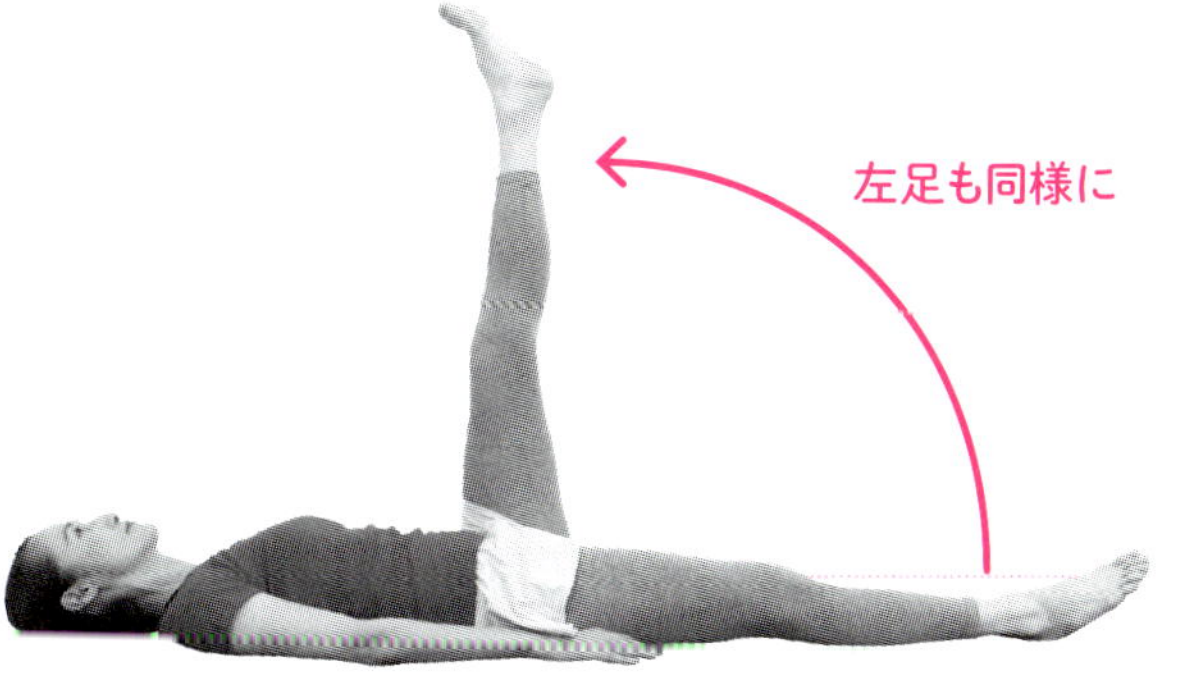
左足も同様に

仰向けになって右足を持ち上げ、いつもの痛みを誘発します。この際、痛みの強さや場所が、ふだんと一致するかどうかを確認してください。

2

痛みの部位を施術
「お尻のわしづかみ」

30
秒

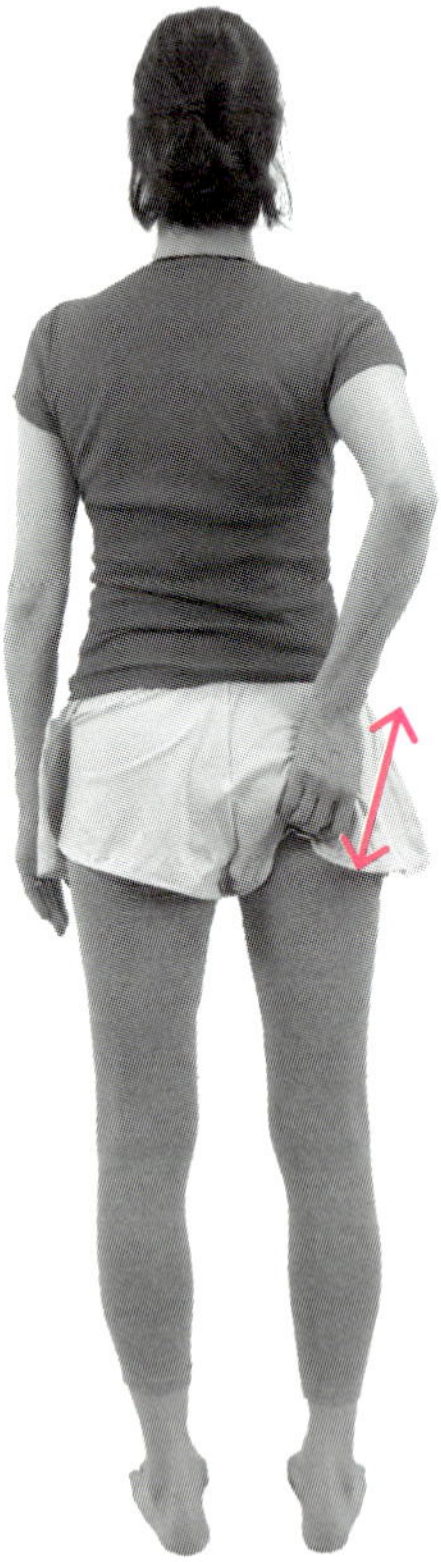

お尻の穴を広げるように、
斜め外側上方向に持ち上
げるように動かす

右手で右のお尻をしっかりつかみます。上下に 30 秒間、リズミカルにお尻を動かして、お尻の筋肉の下を走る神経に働きかけます。

3

再チェックをして、痛みが軽減するかを確認する

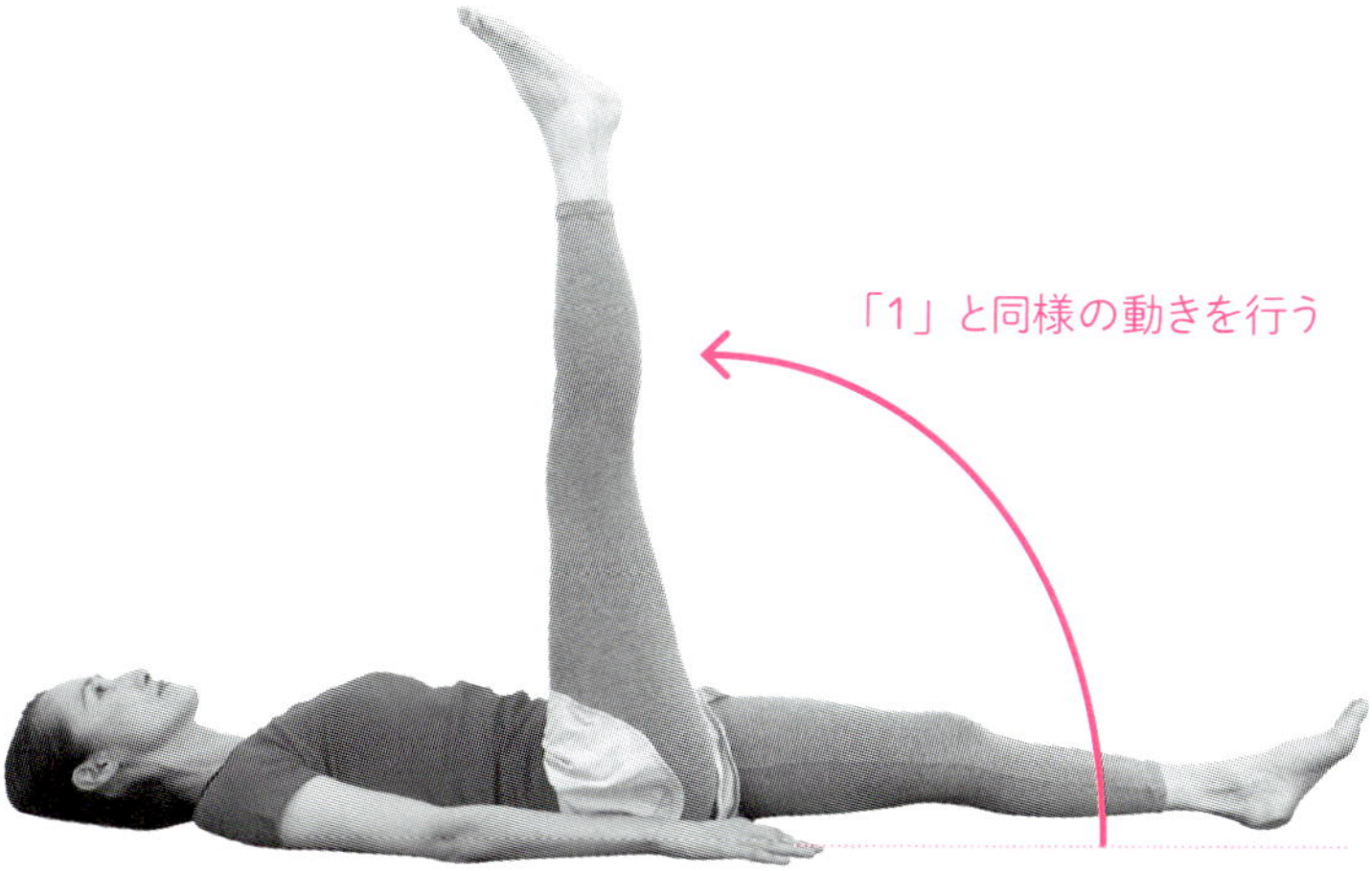

やり方は「1」と同じ。仰向けになり、上がるところまで足を上げます。もともとあった痛みが改善されれば、ここに原因があったとわかります。

結果

このチェックで痛みがあり、セルフケアで痛みが消えたら、お尻の筋肉の下を走る**坐骨神経**や**後大腿皮神経**が原因の可能性が大

102 ページのセルフケアへ

94 ページの梨状筋ケアもおすすめ

\\ | /

痛みの部位別　セルフチェックの方法

（2）上殿部と大腿外側を中心に痛みがある人のセルフチェック

動画でチェック！

痛みの部位

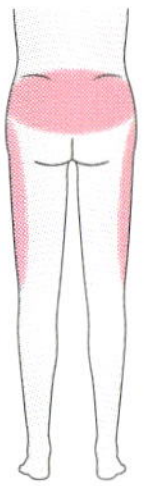

上殿部（お尻の上側）から大腿外側（太ももの外側）

痛みは左右どちらかのみ、またはどちらかがより強く痛むはずです。痛みのある方がケアの対象となります。

セルフチェックの流れ

1　仰向けになり、足を内側に倒して痛みを誘発

2　施術「テニスボールを使った中殿筋ほぐし」

3　「1」の方法で再チェックして、痛みが軽減するかを確認

1

いつも感じている痛みを誘発する

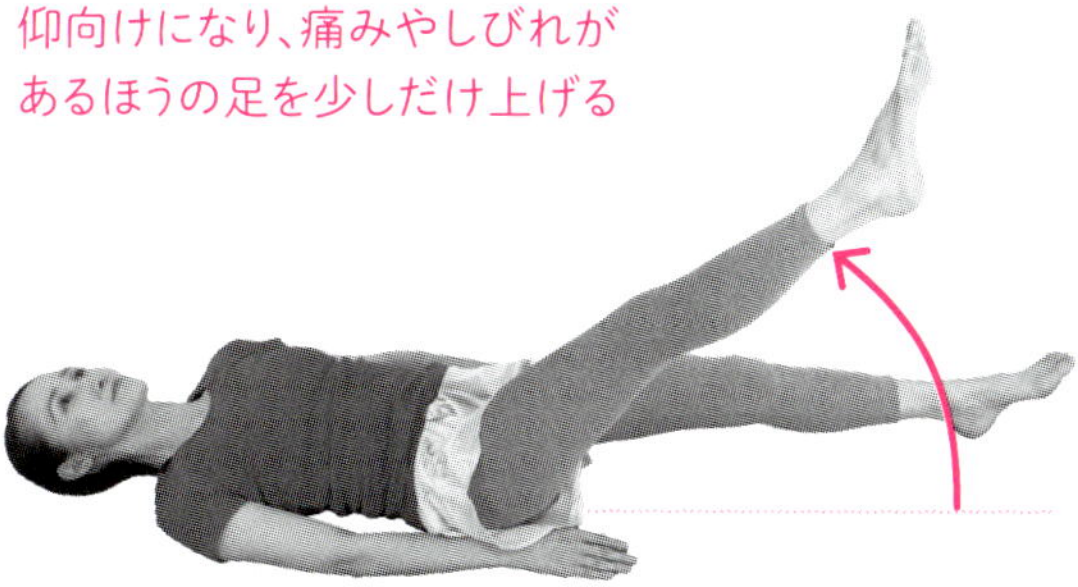
仰向けになり、痛みやしびれが
あるほうの足を少しだけ上げる

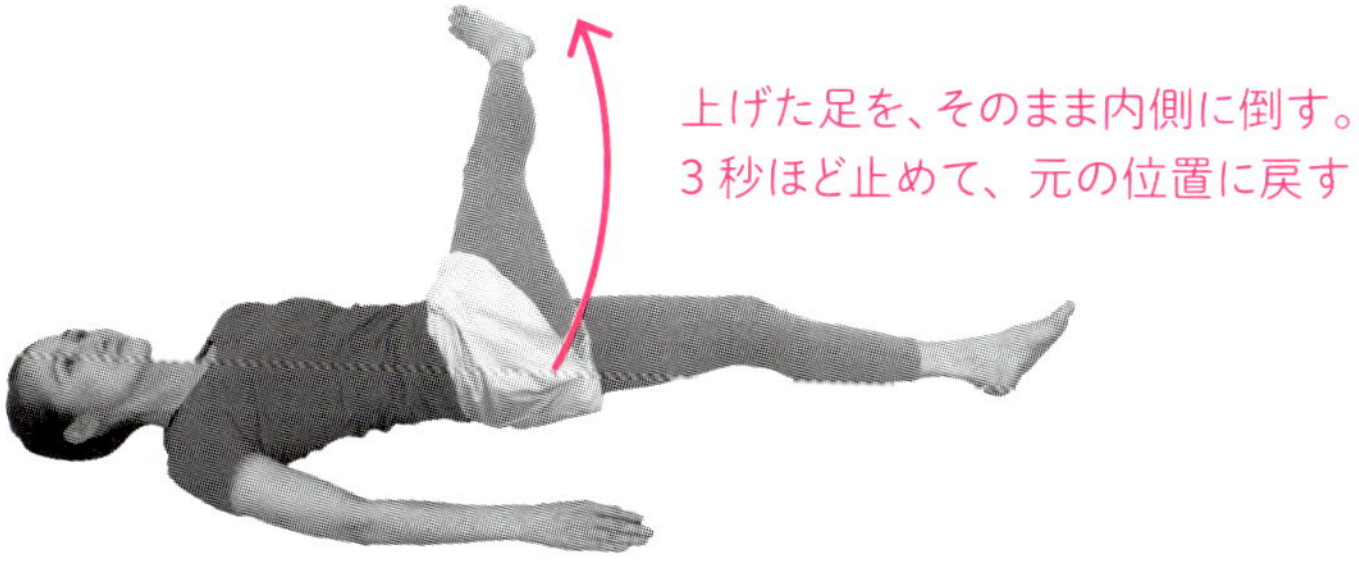
上げた足を、そのまま内側に倒す。
3 秒ほど止めて、元の位置に戻す

痛みがあるほうの足を少しだけ上げて内側に倒し、いつもの痛みを誘発します。痛みの強さや場所が、ふだんと一致するかどうかを確認してください。

股関節の人工関節を入れている人は、このテストを行わないでください。

2

痛みの部位を施術
「テニスボールを使った中殿筋ほぐし」

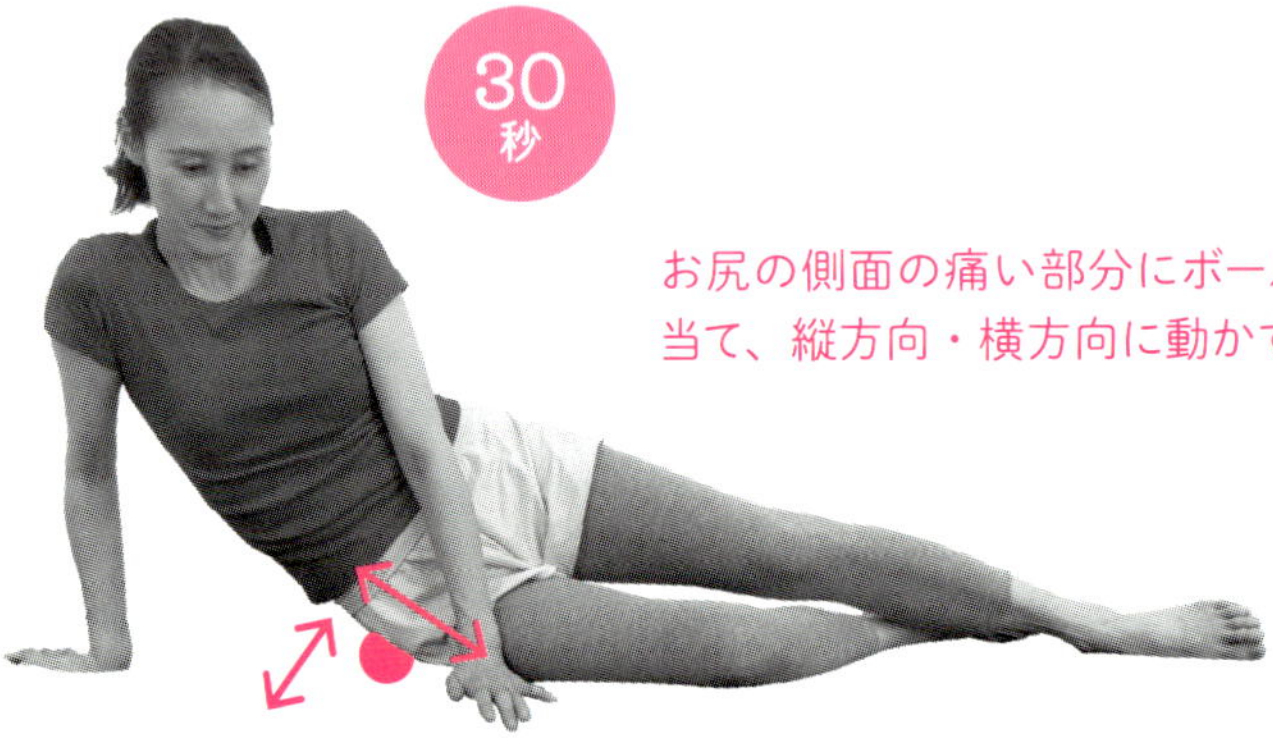

お尻の側面の痛い部分にボールを押し当て、縦方向・横方向に動かす

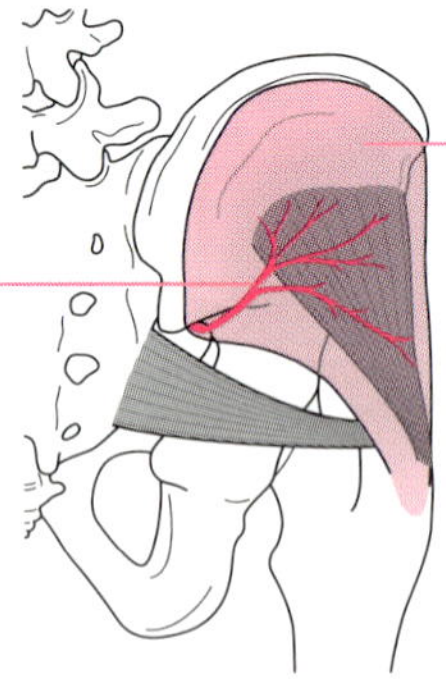

痛む側のお尻の下にボールを入れ、中殿筋をほぐします。縦や横に動かして「痛気持ちいい」ところを探し、ゴリゴリとほぐしましょう。中殿筋をほぐすことで、上殿神経の滑りがよくなります。

3

再チェックをして、痛みが軽減するかを確認する

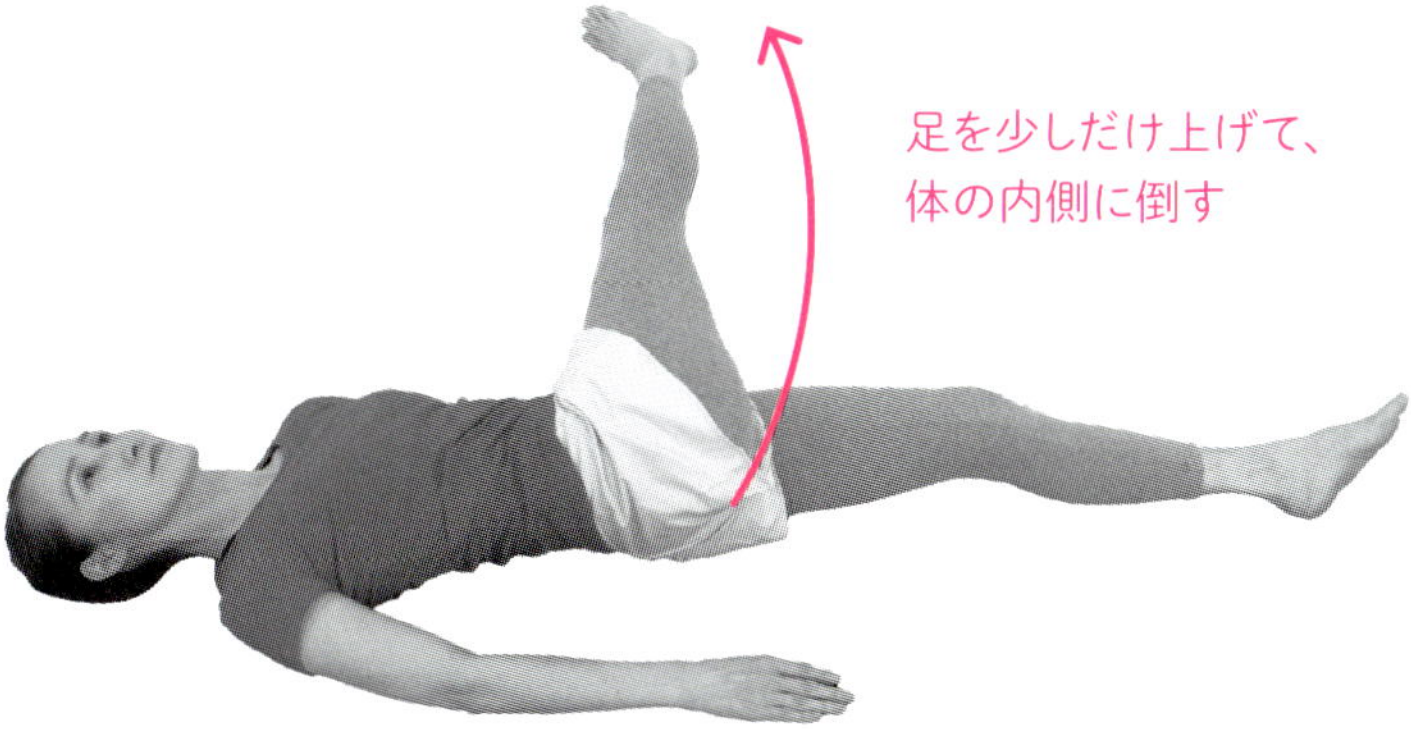

施術後、「1」と同様に足を内側に倒す運動をします。痛みが軽減した場合、中殿筋の下を通る上殿神経が痛みの原因である可能性が高いです。

結果

このチェックで痛みがあり、セルフケアで痛みが消えたら**上殿神経（末梢神経）**が原因の可能性が大

105ページのセルフケアへ
94ページの梨状筋ケアもおすすめ

痛みの部位別　セルフチェックの方法

(3) 殿部から脚までの広い範囲に痛みがある人のセルフチェック

動画でチェック！

痛みの部位

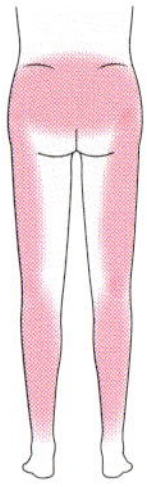

殿部（お尻）から脚までの広い範囲

痛みは左右どちらかのみ、またはどちらかがより強く痛むはずです。痛みのある方がケアの対象となります。

セルフチェックの流れ

1 仰向けになり、足を内側に倒して痛みを誘発

2 施術「坐骨神経スライダーテクニック」

3 「1」の方法で再チェックして、痛みが軽減するかを確認

1

いつも感じている痛みを誘発する

仰向けになり、痛みやしびれが
あるほうの足を少しだけ上げる

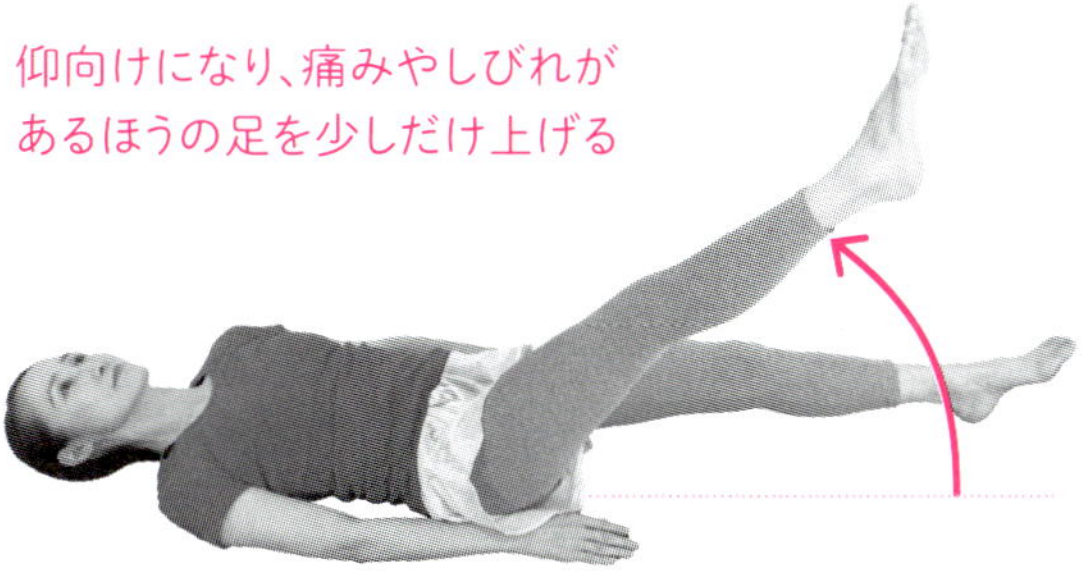

上げた足を、そのまま内側に倒す。
3 秒ほど止めて、元の位置に戻す

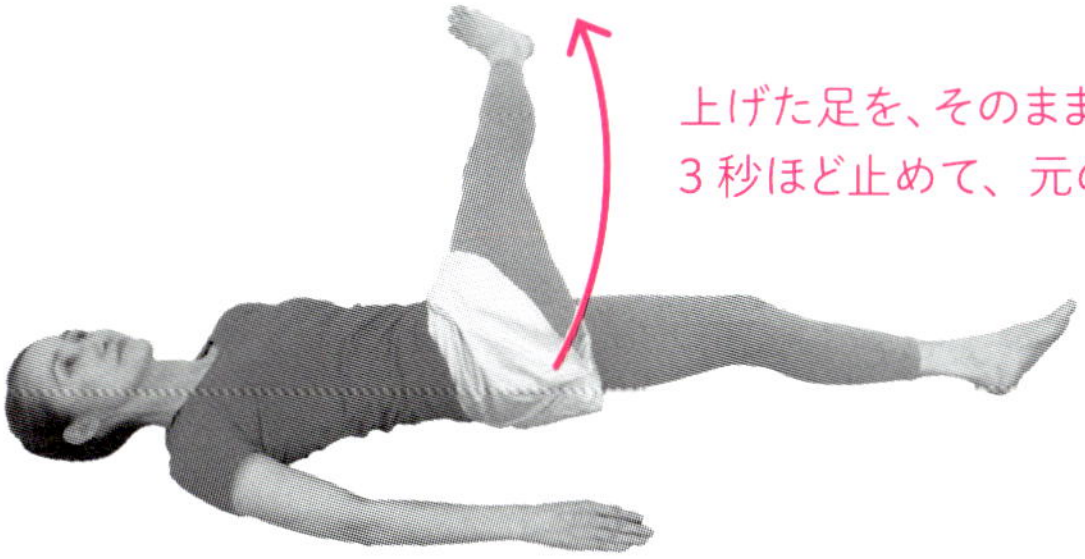

痛みがあるほうの足を少しだけ上げて内側に倒し、いつもの痛みを誘発します。痛みの強さや場所が、ふだんと一致するかどうかを確認してください。

⚠ **股関節の人工関節を入れている人は、このテストを行わないでください。**

2

痛みの部位を施術「坐骨神経スライダーテクニック」

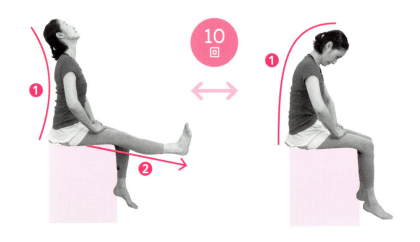

❶ 頭から背中は反らす

❷ 痛みがあるほうの足を前に出し、ひざを伸ばしてつま先を上げる

❶ 足を下ろし、頭から背中は力を抜いて丸める

椅子に座り、ひざを伸ばしてつま先を上げると、この脚の坐骨神経が伸びます。いっぽう、背中の力を抜いて丸めると、腰まわりの坐骨神経が伸びます。これらの運動を交互に行うことによって、坐骨神経全体の滑走を促します。

⚠ 痛みが出る場合は、無理に行わないでください。

3

再チェックをして、痛みが軽減するかを確認する

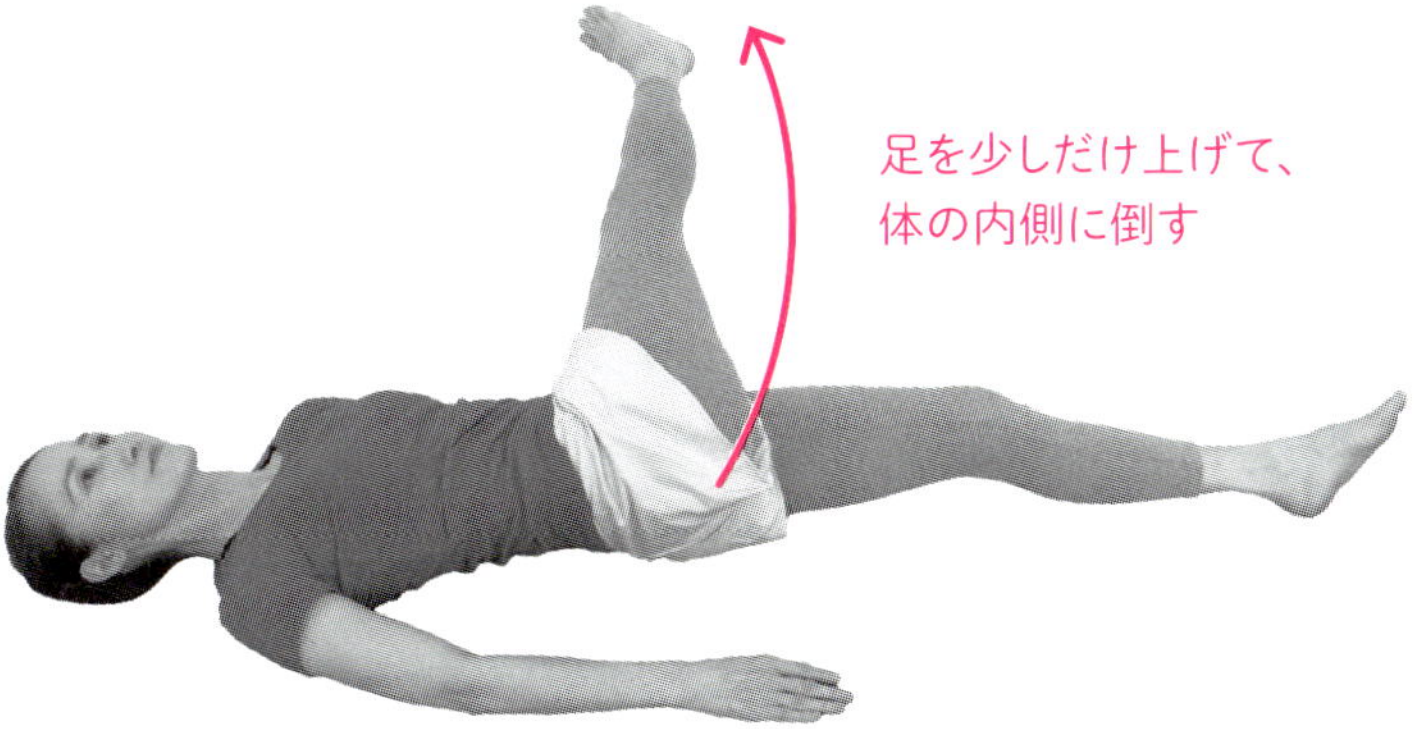

施術後、「1」と同様に足を上げてから内側に倒します。先ほどの痛みが軽減した場合、坐骨神経に原因があったことがわかります。

結 果

このチェックで痛みがあり、セルフケアで痛みが消えたら
坐骨神経が原因の可能性が大

108 ページのセルフケアへ

94 ページの梨状筋ケアもおすすめ

\ | /

痛みの部位別　セルフチェックの方法

(4) 筋膜が原因かもしれない人のセルフチェック

動画でチェック！

痛みの部位

腰部から脚にかけて痛みがあり、これまでの(1)～(3)のセルフチェックと施術を行っても、痛みやしびれが改善しなかった場合、痛みやしびれの原因は筋膜の可能性が考えられます。筋膜の中には、神経が髪の毛のように細く広く入り込んでいるため、筋膜が硬くなると体を動かすたびに神経が引っ張られ、広い範囲で痛みやしびれが出る原因になります。

セルフチェックの流れ

1 仰向けになり、いつも感じている痛みを誘発

2 施術「筋膜はがし」

3 「1」の方法で再チェックして、痛みが軽減するかを確認

1

いつも感じている痛みを誘発する

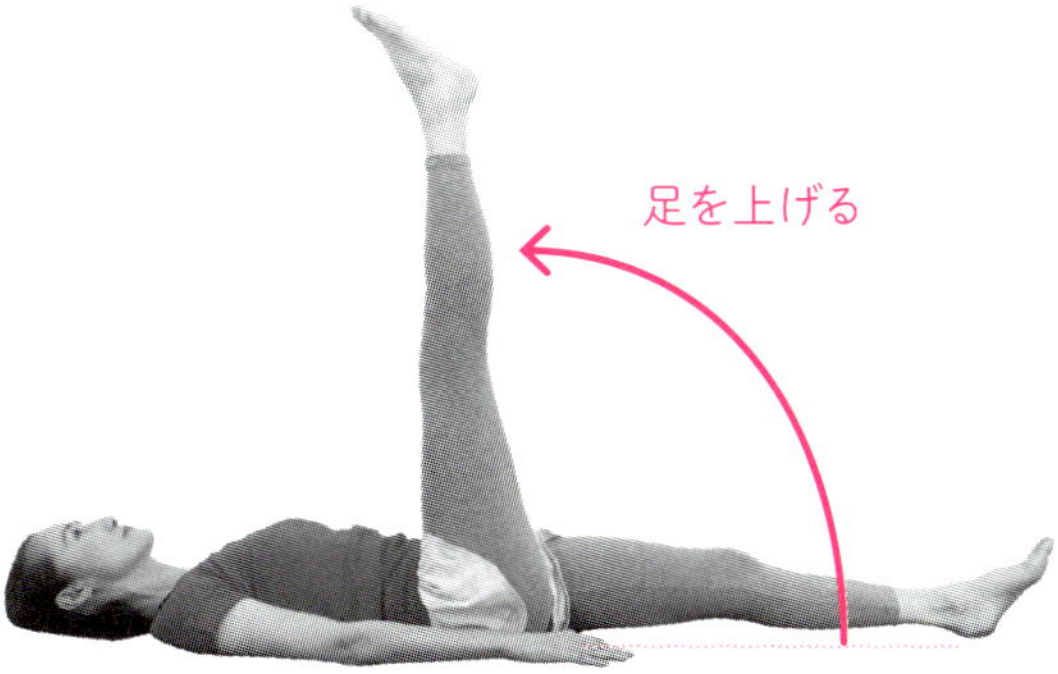

（1）下殿部から大腿裏側を中心に痛みがある人のセルフチェック

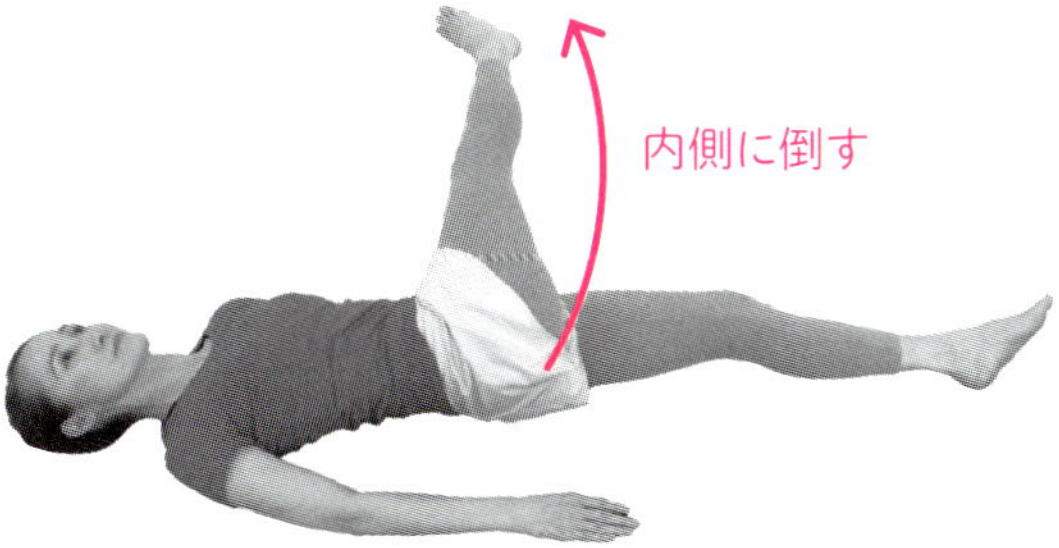

（2）上殿部と大腿外側を中心に痛みがある人のセルフチェック

（3）殿部から脚までの広い範囲に痛みがある人のセルフチェック

仰向けになって、痛みのあるほうの足を上げます。⑴〜⑶のセルフチェックでふだん感じている痛みを誘発できたら、「その方法によって痛みが出る（出せた）」と覚えておいてください。

2

痛みの部位を施術
「筋膜はがし」

30秒
〜
1分

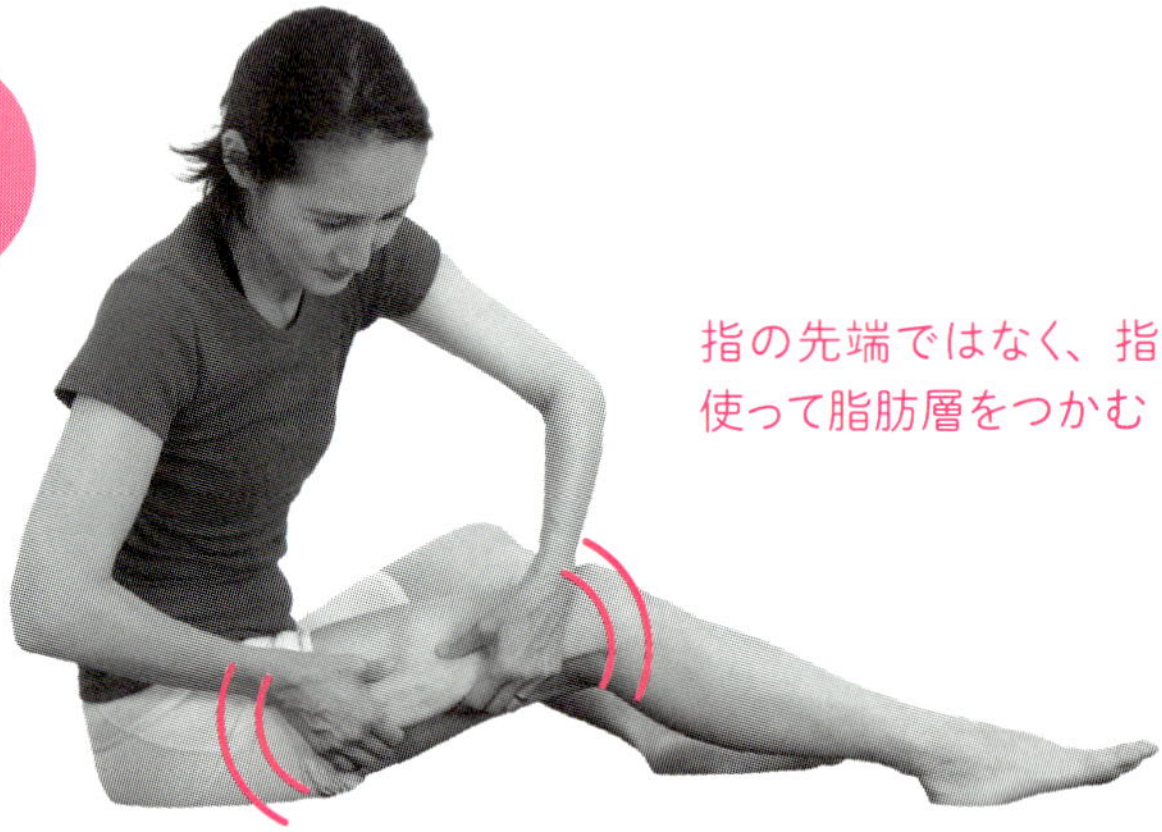

指の先端ではなく、指の腹を
使って脂肪層をつかむ

床に座り、痛みがある場所を、筋肉の上の脂肪層をもぎ取るようにマッサージします。指をずらしながら、痛む範囲全体をまんべんなく行いましょう。硬くなった筋膜をはがすことで、神経の滑走を促します。

3

再チェックをして、痛みが軽減するかを確認する

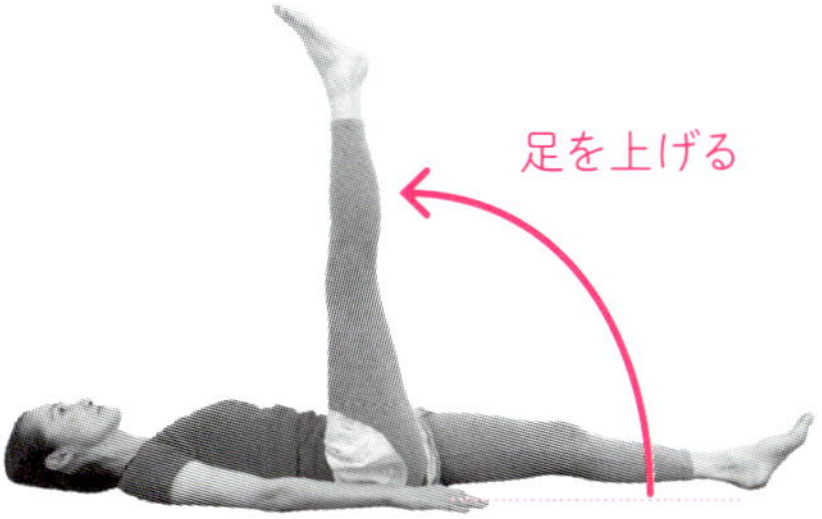

（1）下殿部から大腿裏側を中心に痛みがある人のセルフチェック

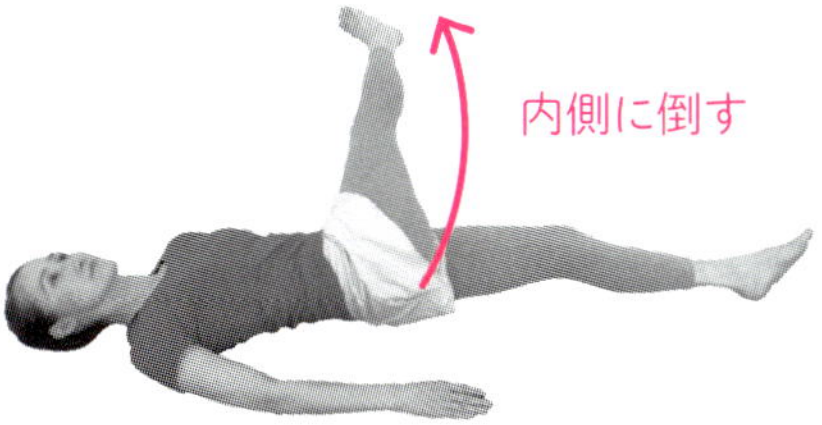

（2）上殿部と大腿外側を中心に痛みがある人のセルフチェック

（3）殿部から脚までの広い範囲に痛みがある人のセルフチェック

施術後、もう一度「1」を行います。痛みやしびれが軽減されていれば、その原因は「筋膜の滑りの悪さ」の可能性が高いとみてよいでしょう。

結果

このチェックで痛みがあり、セルフケアで痛みが消えたら
筋膜が原因の可能性が大

111 ページのセルフケアへ

94 ページの梨状筋ケアもおすすめ

マッサージガンによるセルフチェックもおすすめ

脚の痛みが「筋膜の滑りの悪さ」が原因かどうかをチェックするとき、マッサージガンを使うこともできます。また、筋膜をセルフケアするときもマッサージガンは役に立ちます。マッサージガンを使う利点は簡単で、それほど技術がいらないことです。

私はちょっと大きめのマッサージガンを使っていますが、小さめのものでも効果はそれほど変わらないと思います。（次ページでマッサージガンの選び方を紹介しています）。

すでにマッサージガンを持っている人や、これからマッサージガンを購入しようとしている人向けに、マッサージガンを使った施術を紹介します。

筋膜が原因かもしれない場合のマッサージガンの使い方

マッサージガンを使用するときは74ページの「筋膜はがしの施術」を「マッサージガンを使った施術」に置き換えてやりましょう。

マッサージガンを当てるときには2つポイントがあります。

①できるだけ速い振動数でやってください。遅い振動数より速い振動数でやるとより効果があります。

②痛いところは押したくなりますが、軽く当てるだけでいいです。当てるだけ、押さない。これを覚えておきましょう。痛みがあるところには、マッサージガンを当てるだけで効果があります。痛みの範囲が広い場合、部位を

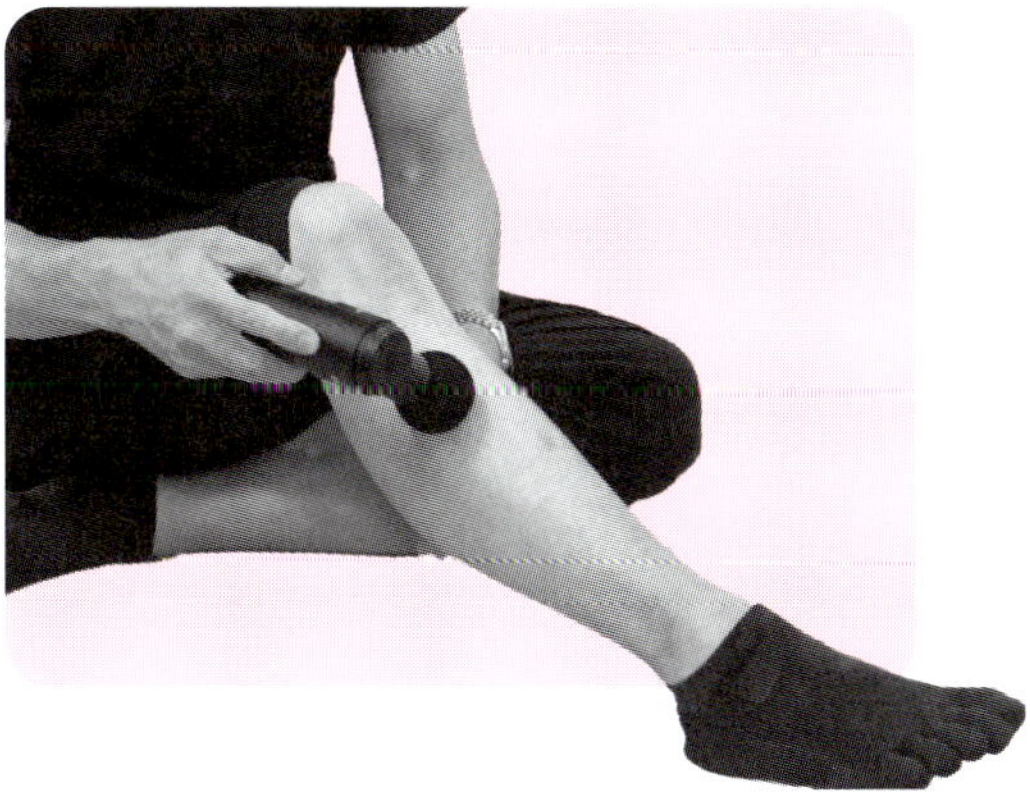

ずらしながら、痛みの範囲全体にまんべんなくマッサージガンを当てていきます。痛みの範囲にもよりますが、30秒から1分程度行います。

原因が筋膜の場合は、かなり効果があると思います。マッサージガンを当てたあと、痛みが軽減した場合には筋膜が原因だった可能性が高いでしょう。毎日マッサージガンのケアをやっていくとよいかと思います。

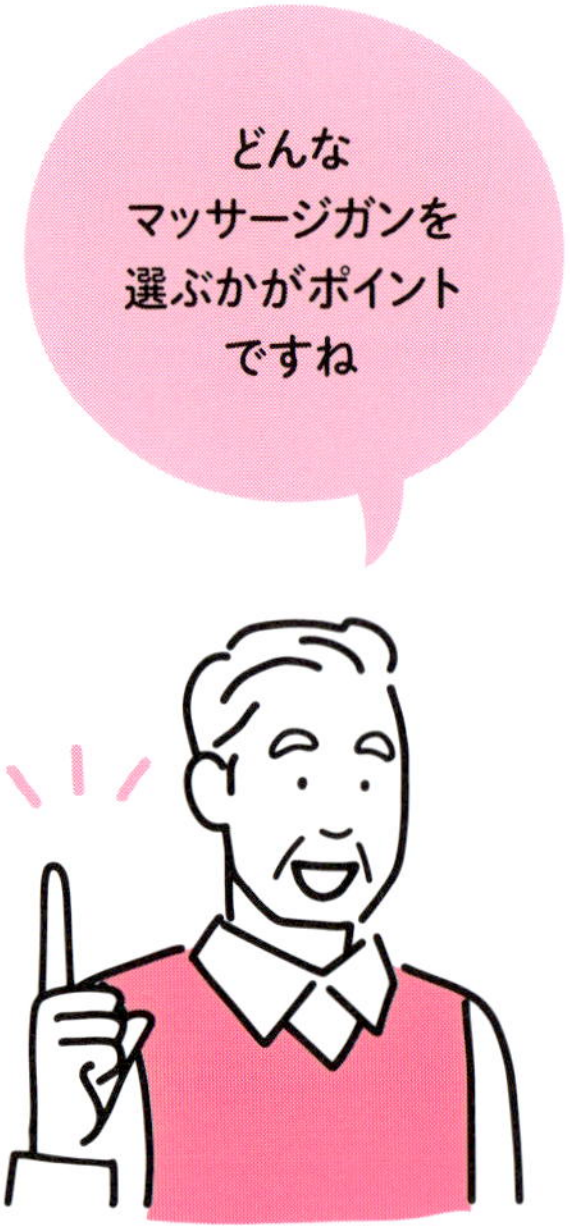
どんな
マッサージガンを
選ぶかがポイント
ですね

column

マッサージガンの選び方

筋膜マッサージや足裏マッサージには、マッサージガンを使うのも効果的です。

「マッサージガンはどんなものを購入すればよいですか」とよく患者さんから質問を受けます。私は下記のように回答しています。


値段ではなく、回転数が高いものを選んでください。

少なくとも3000回転以上の商品が、効果があると思います。 ネットで購入する場合、それを基準に購入してみてください。


もし店頭で購入される場合は、実際に当ててみて、振動数が早く感じるものを購入するとよいと思います。

実際に使用するときは、回転数が一番速いモードを選択しましょう。表面に当てるだけで、痛い部位を振動させるようにします。強く押さず、あくまで表面に当てるだけ。筋膜の場合は、そのほうが効果があります。

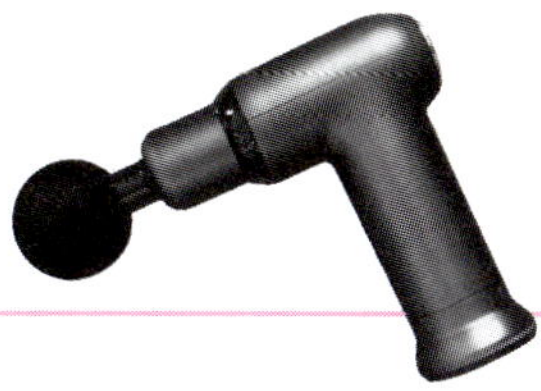

足の裏に痛みやしびれがある場合

この章の最後に、足の裏に痛みやしびれがある場合のセルフチェックの方法を紹介します。

私たちのラボへは、足の裏に痛みやしびれがあって困っている人が、多く来院されます。このような人に対しては、かなり効果がある方法があります。

まず、足の裏のしびれについて、少し解説します。

足の裏がしびれて病院を受診すると、腰の病気を疑われることが多くあります。その可能性がないわけではないのですが、足の裏だけが単独で痛みやしびれを出している場合、ほとんどは足に入る末梢の神経が原因だと私は考えています。その理由は、もし腰の病気で神経を圧迫しているとしたら、神経の根元が障害されているわけですから、足の痛みやしびれは局所的ではなく、脚の広い範囲で起こるからです。

このことは川で例えるとわかりやすいでしょう。上流で堤防が破損した場合、その範囲は下流まで広い範囲で問題が起きます。しかし、下流の堤防が破損した場合、問題が生じる範囲は下流だけの範囲になります。つまり、足裏を含む脚の広い範囲で痛みがあるなら腰の病気かもしれません。

しかし足裏だけの痛みなら、足裏に入る末梢神経が原因である可能性が高いのです。足裏の痛みにはモートン病や足根管症候群、糖尿病性神経障害などが原因のこともあり、専門的な治療が必要な場合もあります。しかし、今回紹介するセルフチェックで改善が得られるのであれば、セルフケアを継続することでかなり良くなってしまう患者さんも多いのです。

ただし、どの場合もそうですが、セルフチェックで症状が全く改善しない場合、この本で紹介していない病気が潜んでいる可能性があります。その場合はどうしても病院での詳細な検査が必要になりますから、専門医に診てもらってください。

では、足裏に痛みやしびれがある人のセルフチェックの方法を紹介します。

\ | /

痛みの部位別　セルフチェックの方法

(5) 足の裏の痛みやしびれがある人のセルフチェック

動画でチェック!

痛みの部位

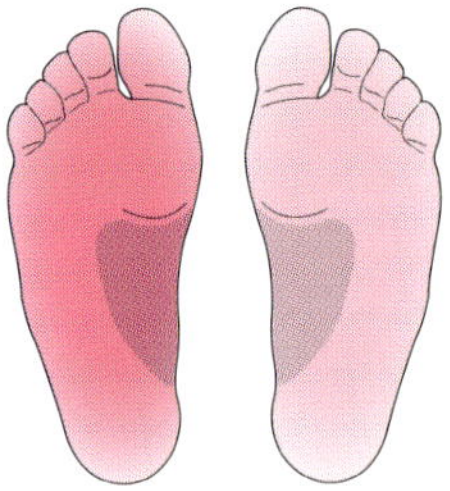

痛みは左右どちらかのみ、またはどちらかがより強く痛むはずです。痛みのある方がケアの対象となります。

セルフチェックの流れ

1 足踏みをして痛みを誘発

2 施術「くるぶしの後ろのマッサージ」「母趾外転筋ほぐし」

3 「1」の方法で再チェックして、痛みが軽減するかを確認

1

いつも感じている痛みやしびれを誘発する

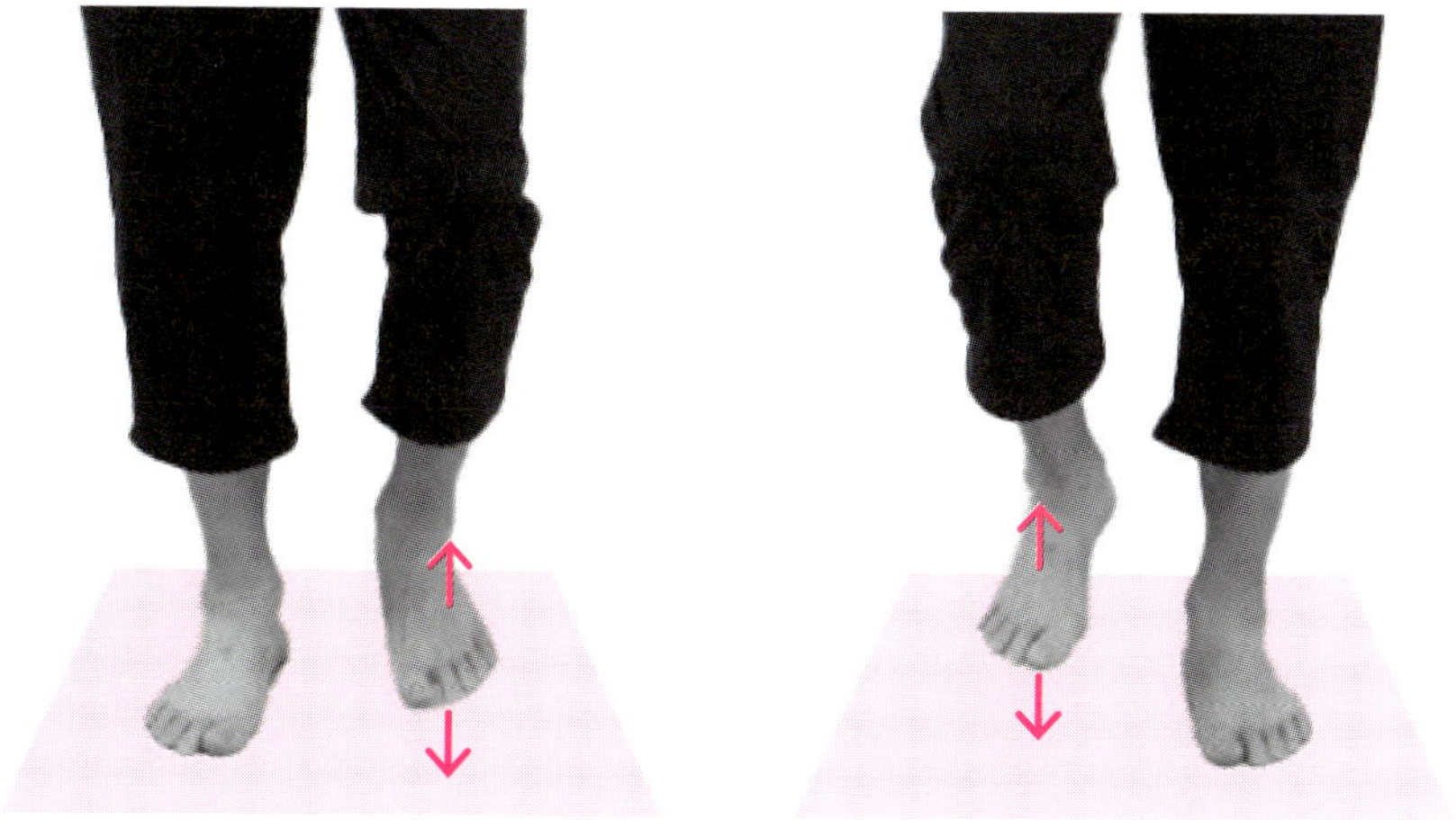

足の裏の痛みやしびれは、特に体重をかけたときに起こりやすいため、立ち上がって足踏みを行い、足の裏の痛みやしびれを確認します。痛みの強さや場所が、ふだんと一致するかどうかを確認してください。

2

痛みの部位を施術

（右足に痛みやしびれがある場合）

施術は 2 つの方法を試してください。
「くるぶしの後ろのマッサージ」と、
もう1つは、「母趾外転筋ほぐし」です。

施術①
くるぶしの後ろのマッサージ

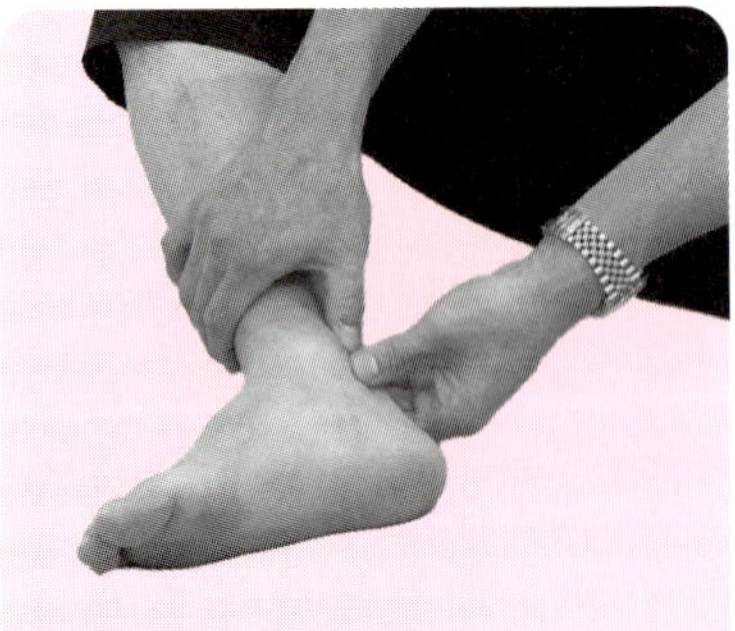

▼

85 ページへ

施術②
母趾外転筋ほぐし

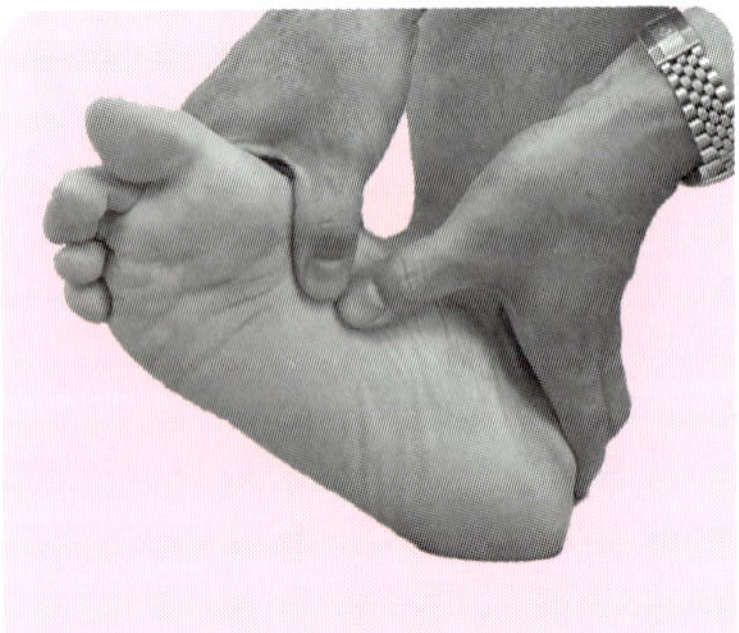

▼

86 ページへ

施術①「くるぶしの後ろのマッサージ」

足の裏全体に広がる神経のほとんどは、足の内くるぶしの後ろから入り、足全体に広がっています。そのため、足の裏に痛みやしびれがある場合は、まずは足の内くるぶしの後ろの神経が障害されているかどうかをチェックします。

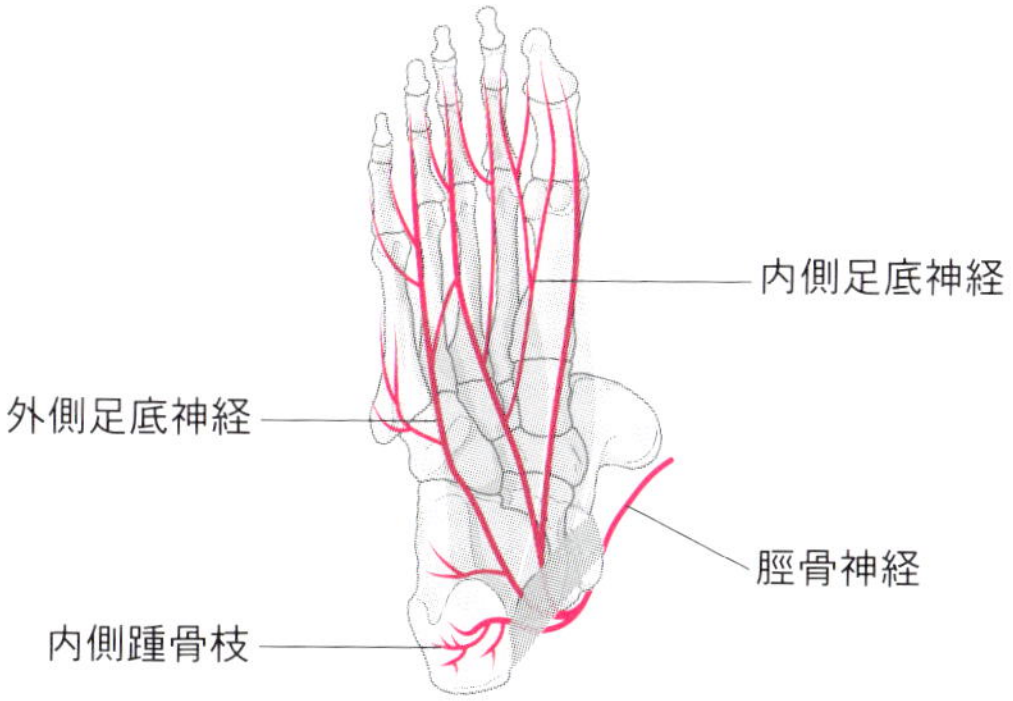

1

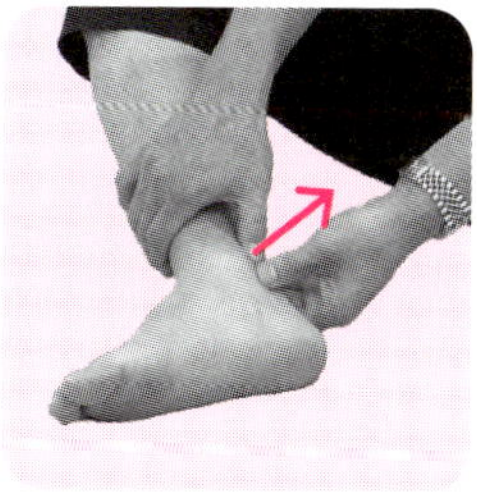

内くるぶしの後ろに両手の親指をあて、アキレス腱の方に向かってぐっと押す。

2

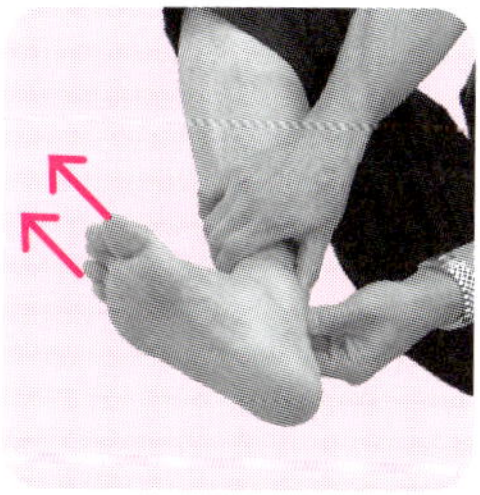

そのまま足首を上下させる。

3

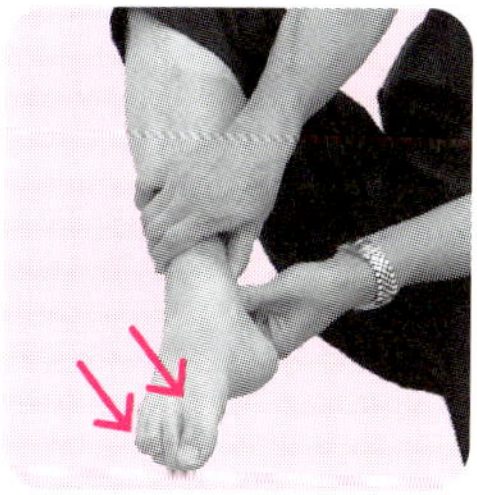

1 と **2** の運動を 30 秒ほど繰り返す。

※ 少しむずかしい運動なので、QR コードの映像でも確認してみてください。

施術②「母趾外転筋ほぐし」

母趾外転筋は、かかとの内側から、親指の横前までを走っている筋肉です。触るとぷにぷにした部分です。この母趾外転筋の下には神経が通っています。

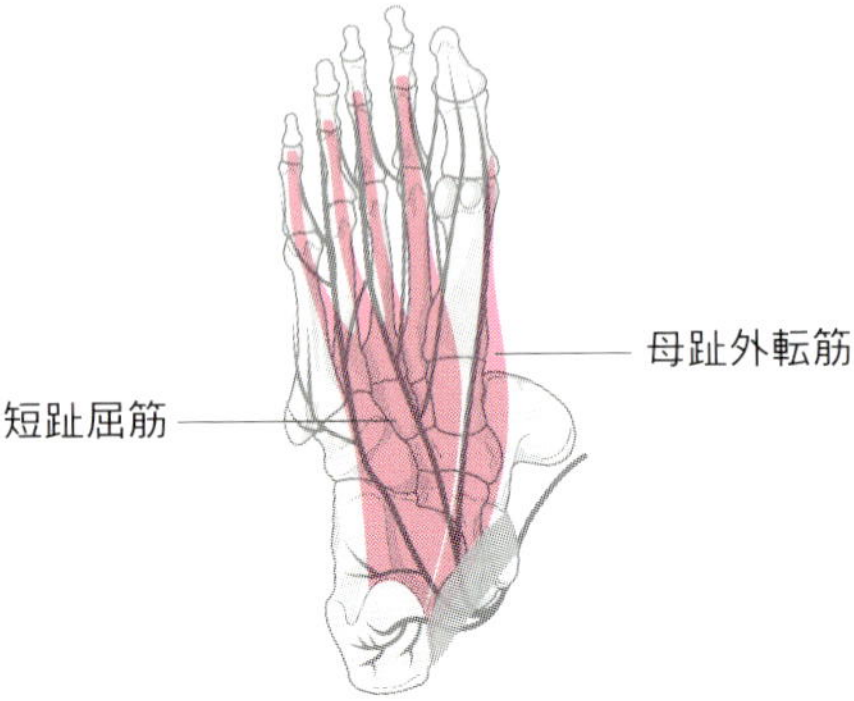

1

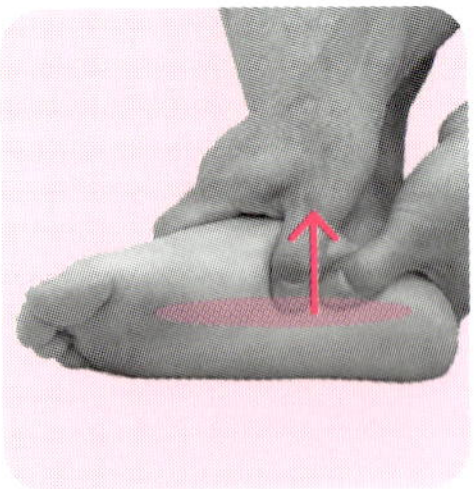

母趾外転筋を下からぐっと強く持ち上げる。

2

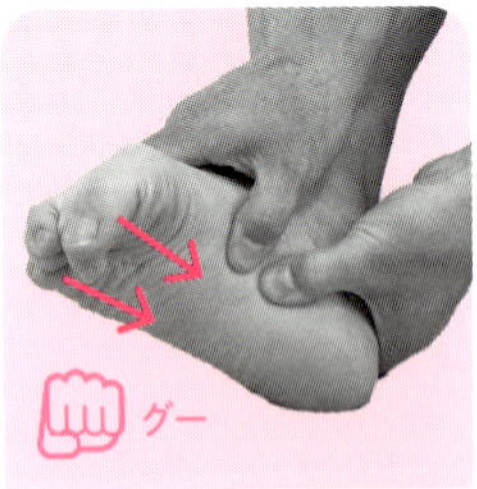

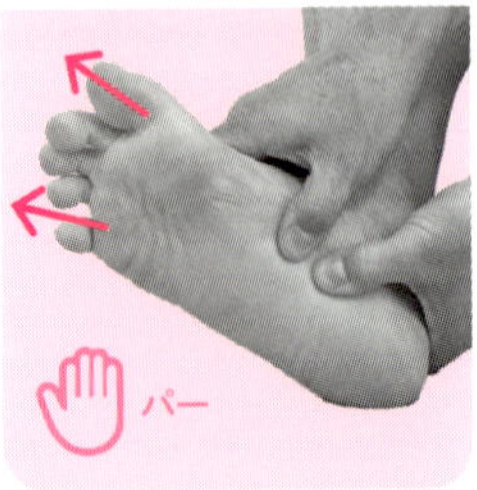

1 の状態で足の指をグーパーする。

3

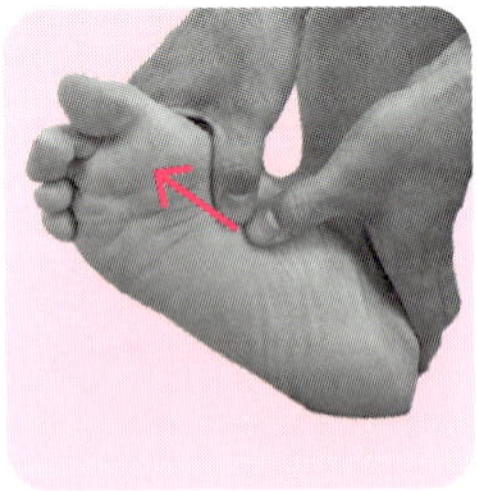

1 と 2 の施術を母趾外転筋に沿って少しずつ場所をずらしながら30秒ほど繰り返す。

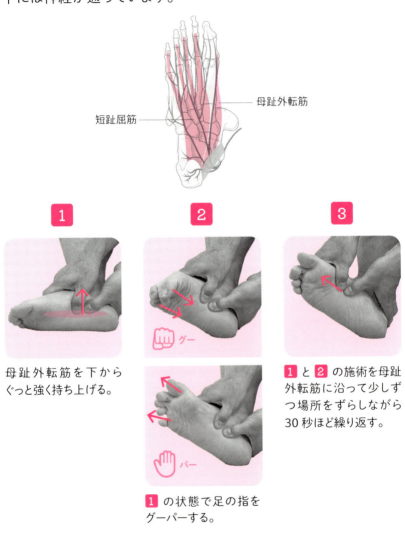

3

再チェックをして、
痛みが軽減するかを確認する

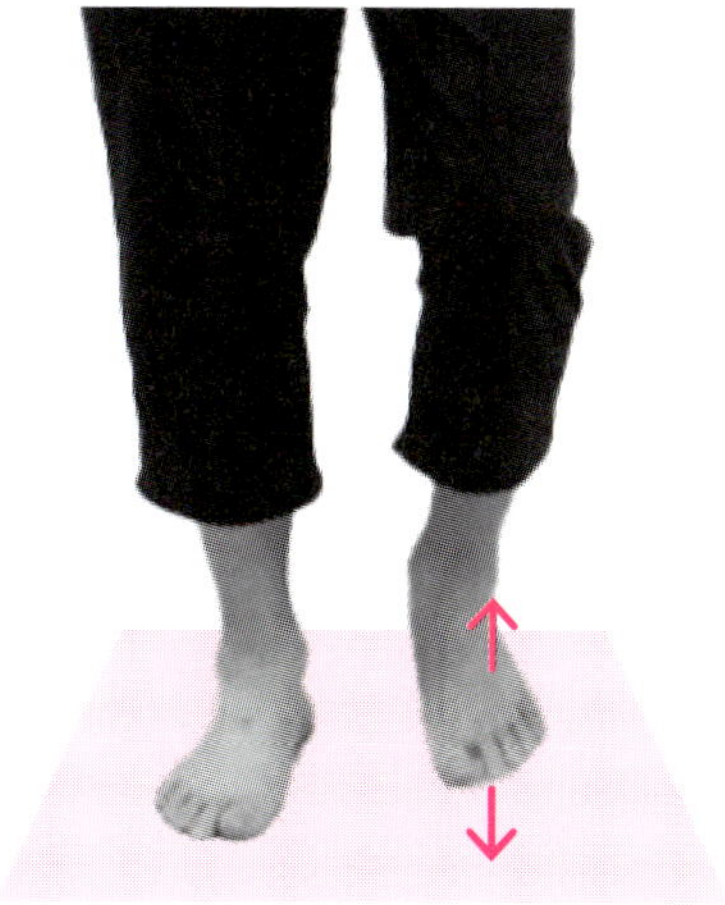

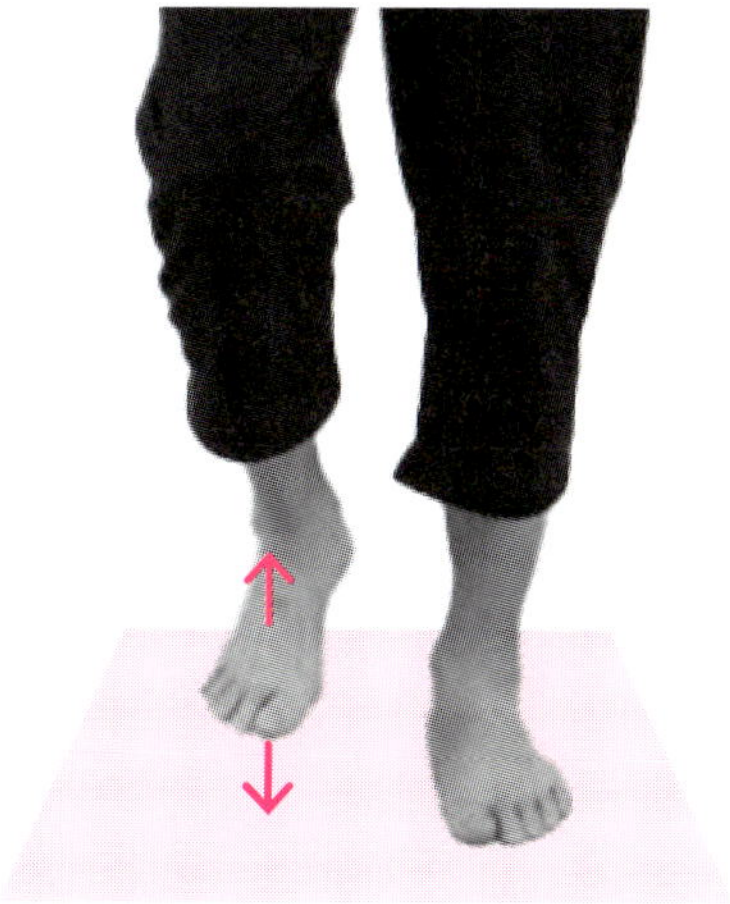

これらの施術をしたあとに、「1」で行った足踏みを行います。もともと感じていた痛みやしびれが軽減した場合、それぞれ「くるぶしの後ろの神経」「母趾外転筋」に原因があったことがわかります。

結果

「くるぶしの後ろのマッサージ」によって症状が改善した場合、**内くるぶしの後ろの神経**が原因の可能性が高くなります。

116ページのセルフケアへ

「母趾外転筋ほぐし」によって症状が改善した場合、**母趾外転筋の硬さ**が原因の可能性が高くなります。

118ページのセルフケアへ

※両方の施術を行うことで、症状がより軽減することもあると思います。その場合、両方の部位で足裏に入る神経が障害されていると考えられます。そのため、行うケアも両方に対して行ってください。

第3章

脚の痛みや しびれの原因別 セルフケア

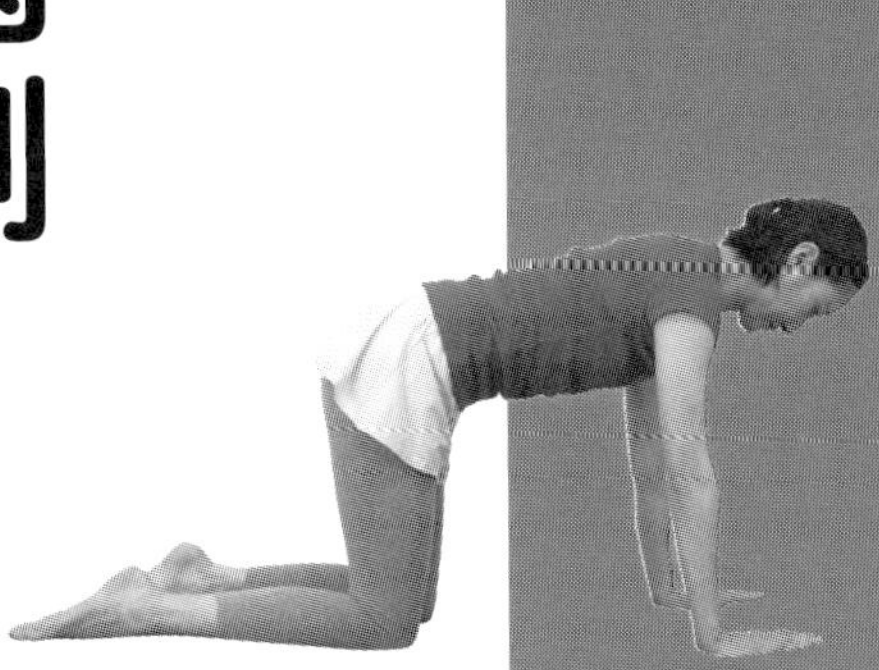

原因が特定できたらセルフケアで改善する

原因がわかれば、効果的なセルフケアが可能に

第2章のセルフチェックはいかがだったでしょうか？　ここまでのチェック方法で、自分自身の痛みの原因が明確になった方も多いのではないかと思います。

このように原因の部位が特定できたら、それを自分でケアして改善していくこともできます。手術や薬に頼ることなく、毎日の生活の中でセルフケアができて、改善できれば、こんなにいいことはありませんよね。

また、ここまでのチェック方法で脚の痛みやしびれを特定し、簡単な施

術で痛みが軽減したと実感できているとしたら、少なくとも、原因の大部分は腰以外の病気にある可能性が高いといえます。どれも腰を触らず、施術もしていないのに良くなったのですから、その確率は高いでしょう。

ですから、これから説明するセルフケアの方法を実践することで、手術や薬に頼らずとも、日常的な痛みやしびれが改善することは十分に考えられます。

しかし、ここまでのセルフチェックで脚の痛みやしびれが全く変わらない場合、それは腰の病気が原因である可能性が高くなります。

ただし、焦らないでください。ここからのセルフケアでは、最後に腰の病気でも痛みが改善する可能性があるエクササイズも紹介しています。ぜひ読み進んでみてください。

では、これからは、自分で簡単にできるセルフケアを紹介します。

脚の痛みやしびれのある人全員にやってほしい
梨状筋のセルフケア

最初に紹介するのは、梨状筋へのセルフケアです。このセルフケアは脚の痛みやしびれがある方全員にやってもらいたいストレッチです（脚の痛みやしびれの予防にも役立つので、脚の痛みやしびれがある人全員におすすめのセルフケアです）。

梨状筋は体の健康維持に非常に重要な筋肉です。

イラストにあるように、梨状筋は脚に向かう多くの神経が通る領域に位置しています。大きな神経としては、梨状筋の下からは坐骨神経、後大腿皮神経、そして梨状筋の上からは上殿神経など、重要な神経が梨状筋の周囲を通っています。

梨状筋が過度に緊張していると、これらの神経に圧迫がかかり、お尻から脚にかけての痛みやしびれが引き起こされます。ですから梨状筋をほぐすことは、お尻から脚に痛みやしびれがある全ての患者さんにとって重要なセルフケアであり、重要なケアのひとつなのです。

梨状筋

梨状筋は、お尻の奥にある三角形の骨（仙骨）と大腿骨上端の突出した部分（転子）を結んでいる

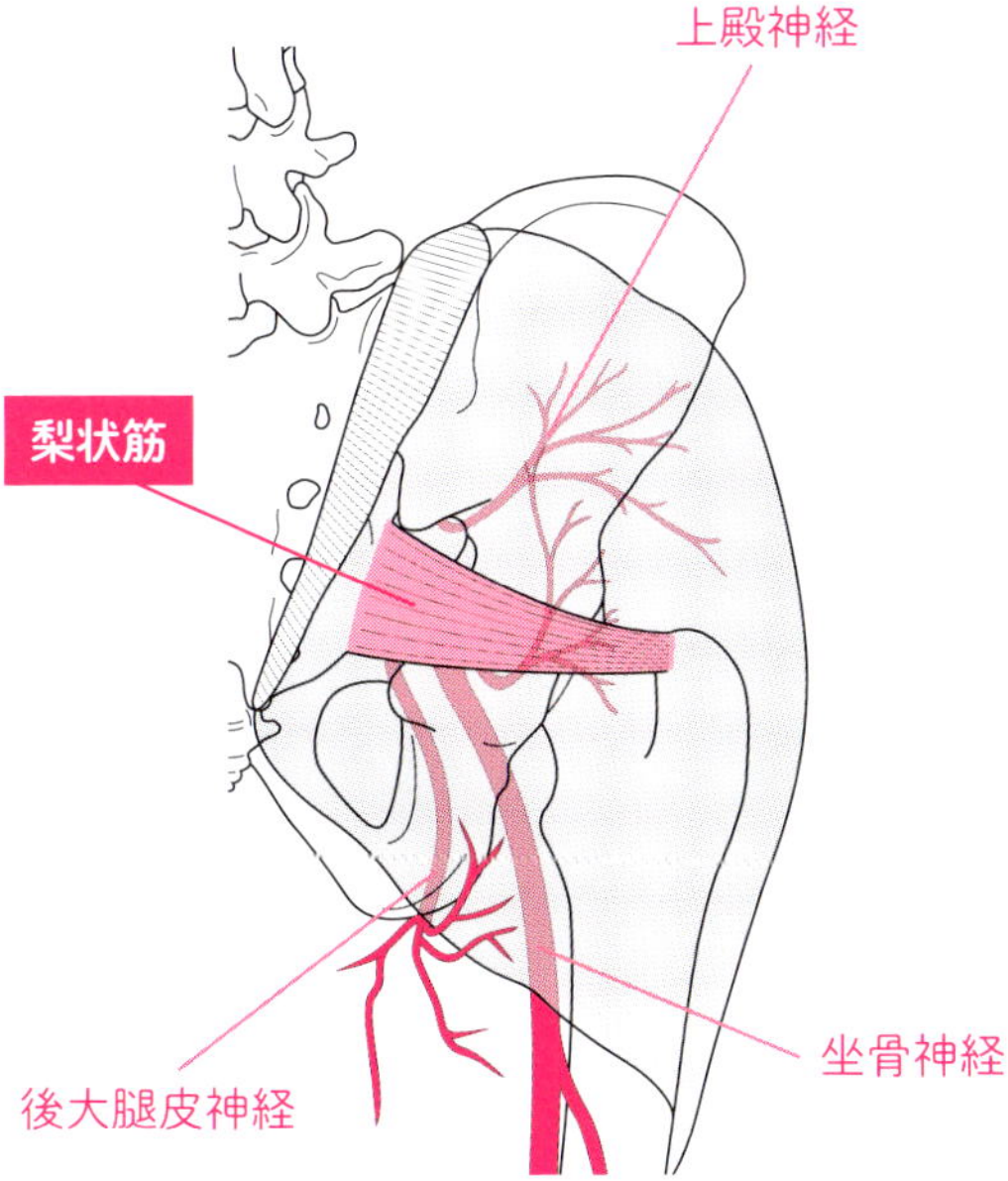

脚の痛みやしびれの原因別セルフケア

梨状筋のセルフケア①

動画でチェック!

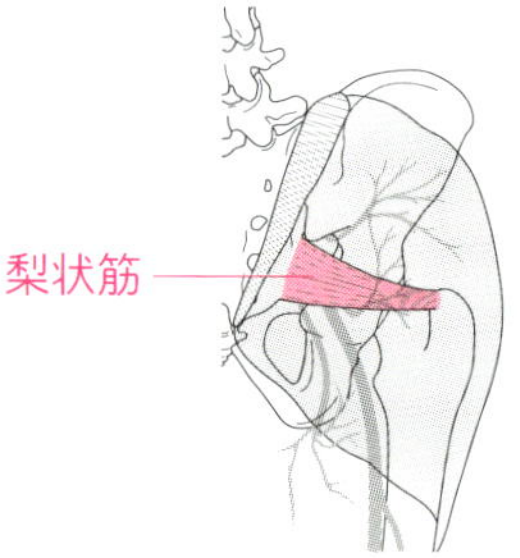

対　象

お尻や脚に痛みやしびれのある全ての人に

セルフケアの流れ

1 テニスボールマッサージ

2 もも裏ストレッチ

・1回30秒～1分
・1日3セット
※痛みがある側だけでOK

1

テニスボールマッサージ

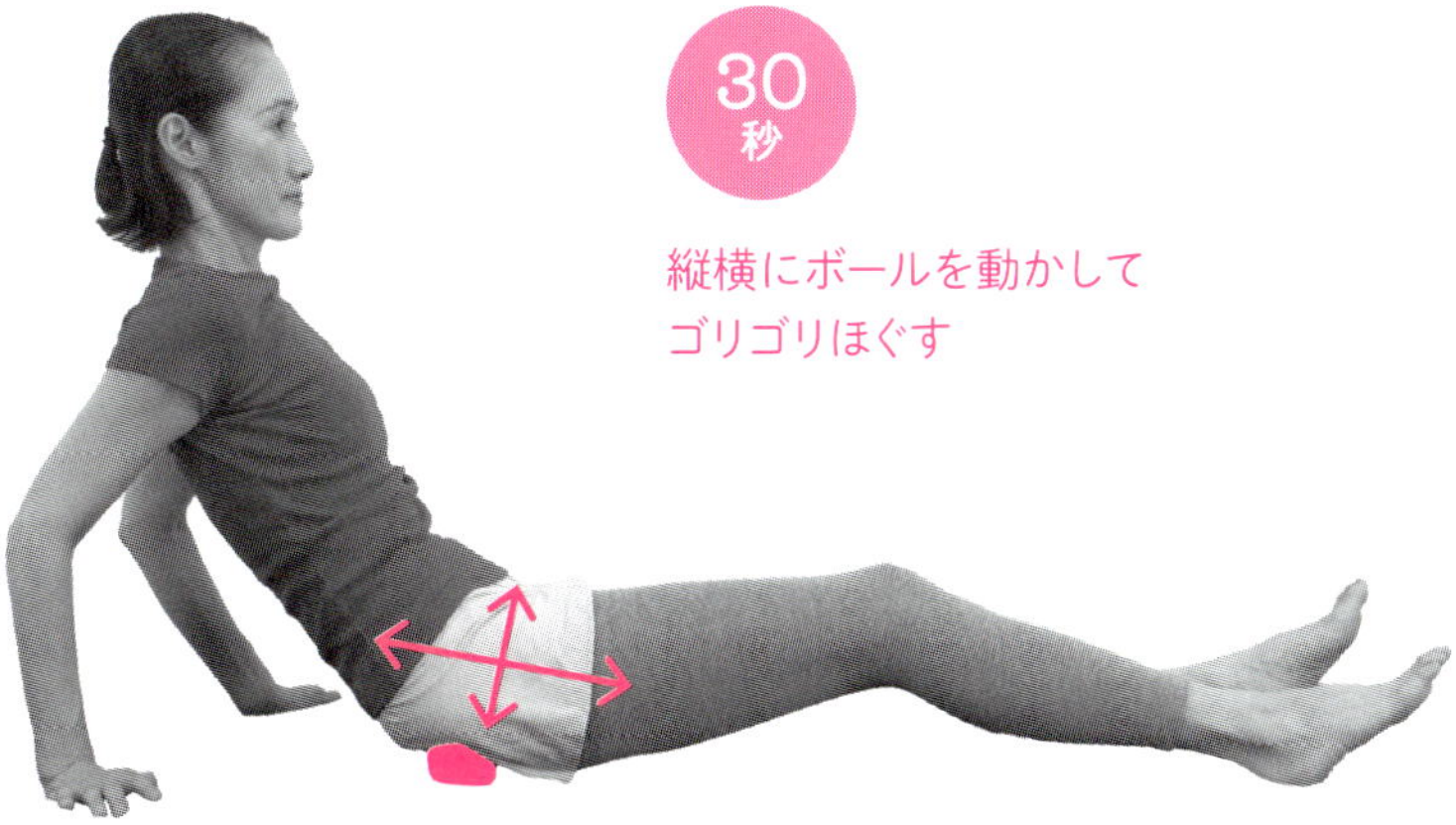
30
秒
縦横にボールを動かして
ゴリゴリほぐす

お尻の片側中央部分にテニスボールを置き、縦方向や横方向に動かしながら30秒程度、ゴリゴリと梨状筋を刺激します。床にゴロンと横になって行ってもかまいません。

2

もも裏ストレッチ

（梨状筋のストレッチング）

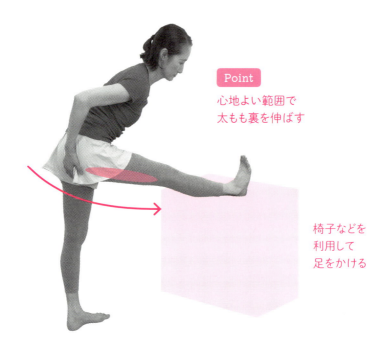

テニスボールマッサージで梨状筋が柔らかくなったところで、椅子などを利用して太ももの裏を伸ばします。背中を丸めずに、おへそを前に出す意識で行いましょう。

脚の痛みやしびれの原因別セルフケア

梨状筋のセルフケア②

足組みストレッチ

股関節節回しストレッチ

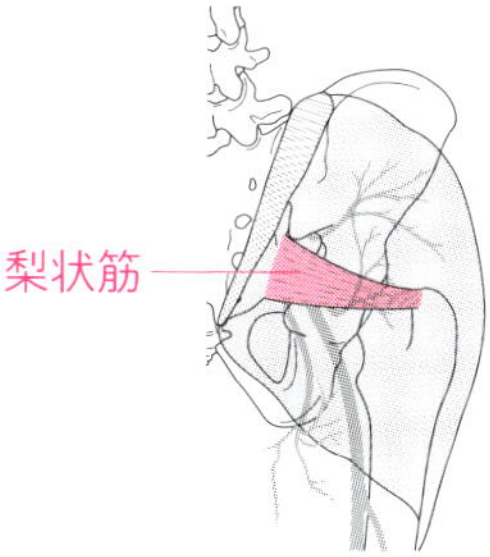

対　象

お尻や脚に痛みやしびれのある全ての人に

セルフケアの流れ

1 足組みストレッチ

2 股関節節回しストレッチ

・各10回繰り返し

・1日3セット

※痛みがある側だけでOK

1

足組みストレッチ

（右側のお尻や脚に痛みやしびれがある場合）

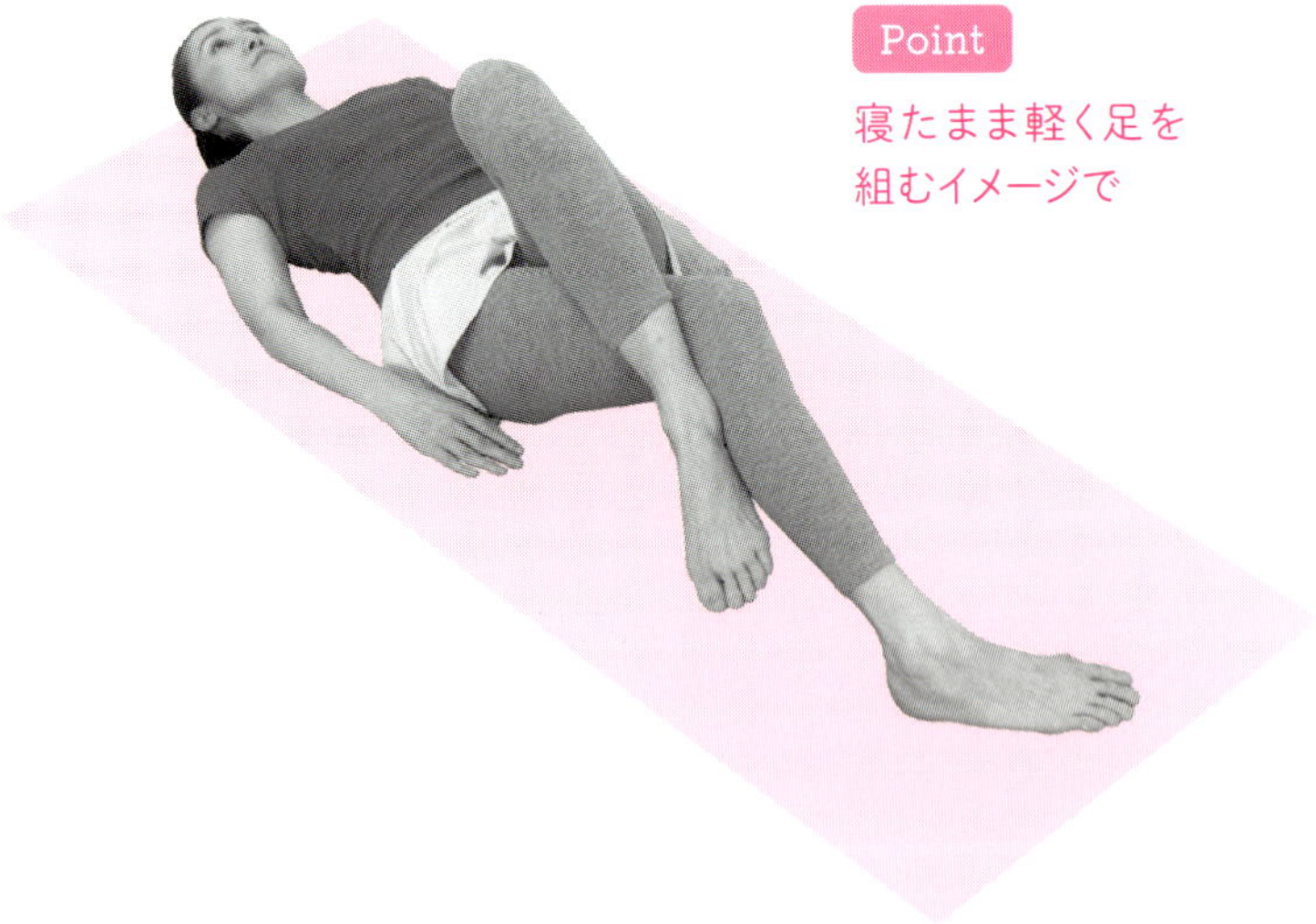

Point

寝たまま軽く足を
組むイメージで

1

仰向けになり、右ひざを少しだけ軽く曲げ、左足を右のひざに引っかけるように乗せる。

ひざがねじれないように、右足のつま先は内側に向ける。

仰向けになって足を組み、左側に倒して右側の梨状筋を伸ばします。「伸ばしたまま 5 秒キープ」「元にもどす」を 10 回繰り返します。痛みがある側だけでも OK ですが、できればもう片方の脚も同様に行いましょう。

⚠ **股関節の人工関節を入れている人はこのストレッチを行わないでください。**

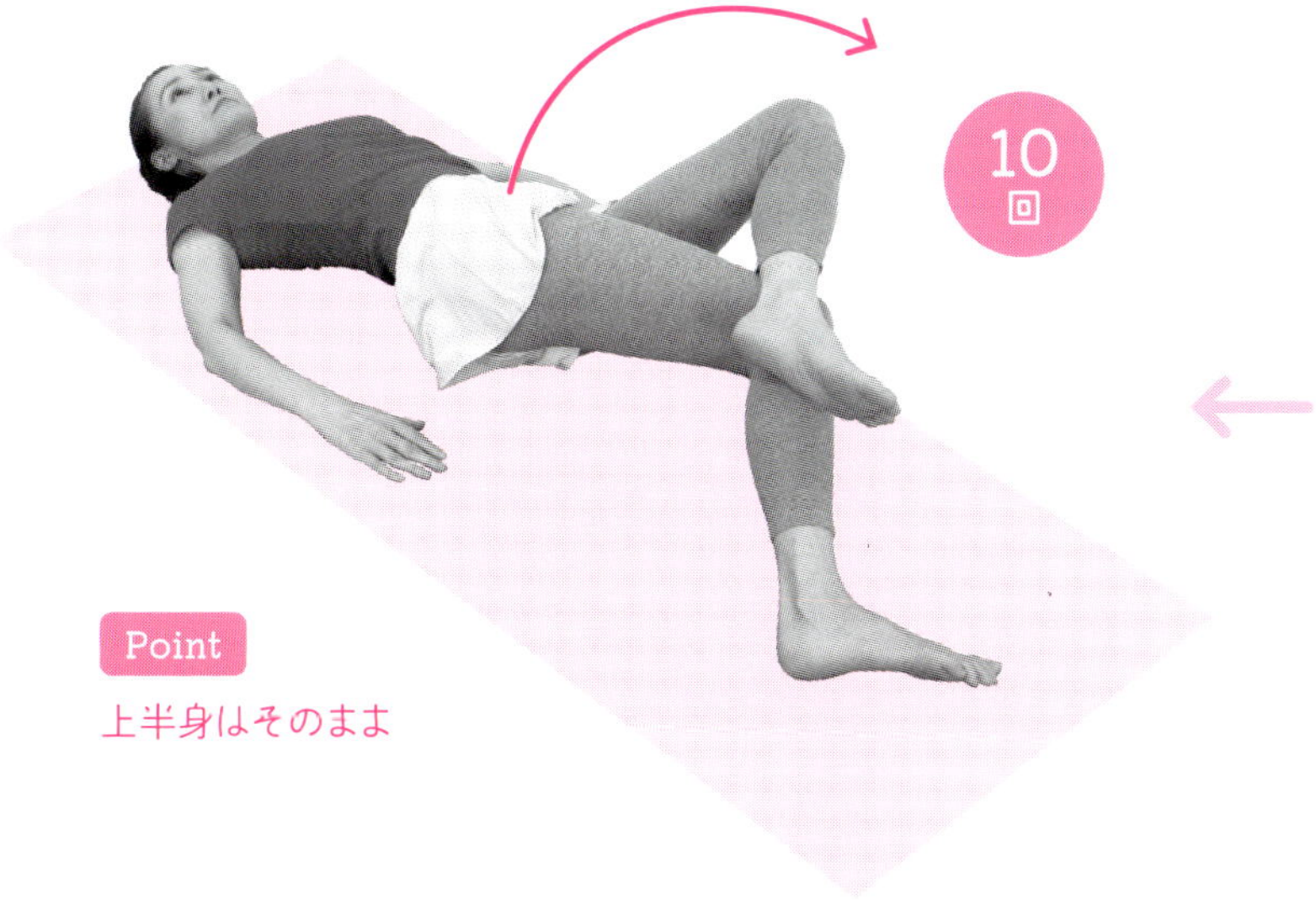

2

左側に両脚を倒し、右側の梨状筋を伸ばす。
5 秒間伸ばし、そのあと元に戻す。

2

股関節回しストレッチ

（右側のお尻や脚に痛みやしびれがある場合）

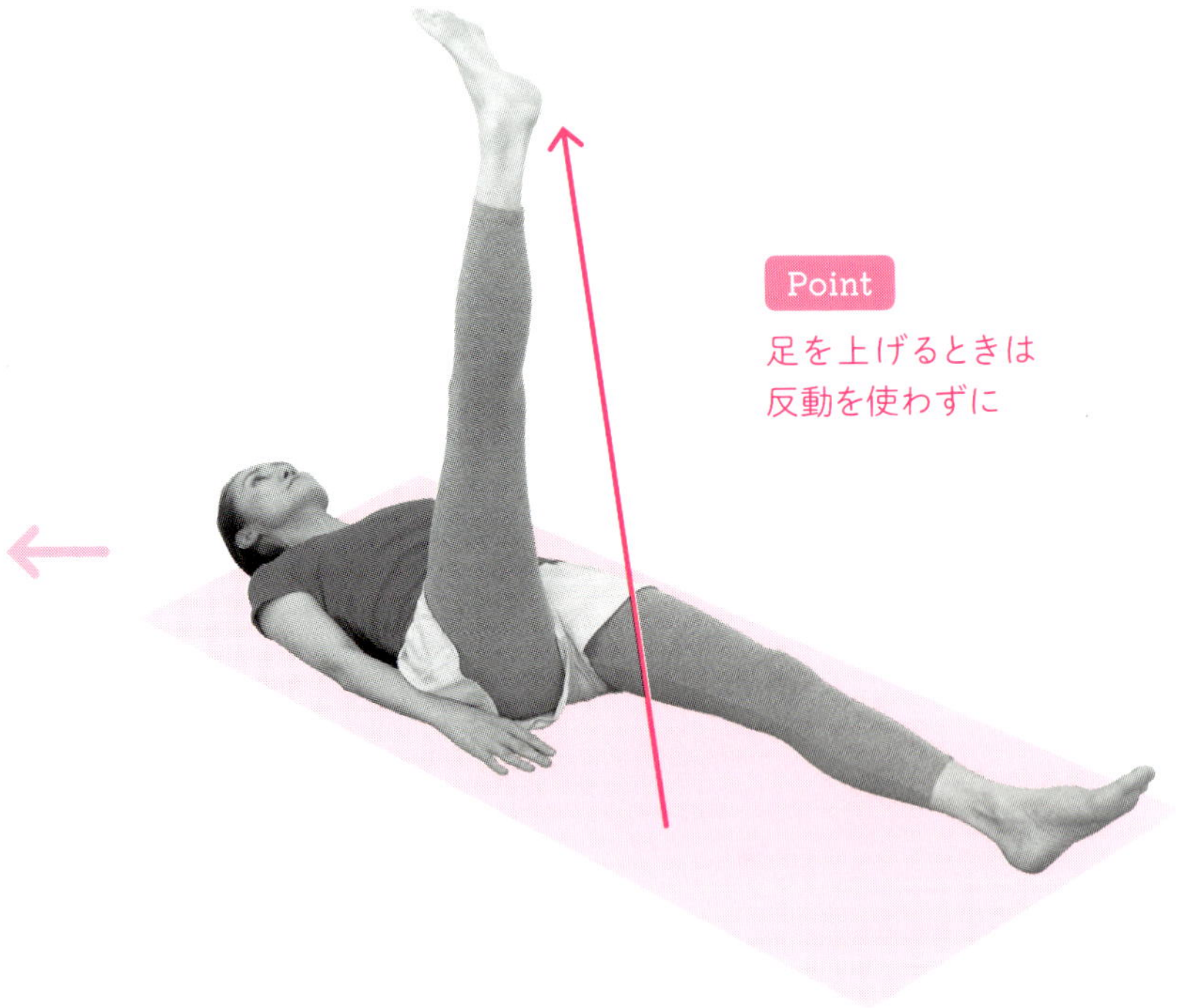
Point
足を上げるときは
反動を使わずに

1

仰向けになってひざを伸ばしたまま、痛みのあるほうの足をまっすぐ上げる。

足組みストレッチのあとは、股関節を回します。この動作によって、梨状筋や周辺の神経をより効果的に伸ばすことができ、脚に至る神経や筋膜全体も伸ばすことができます。

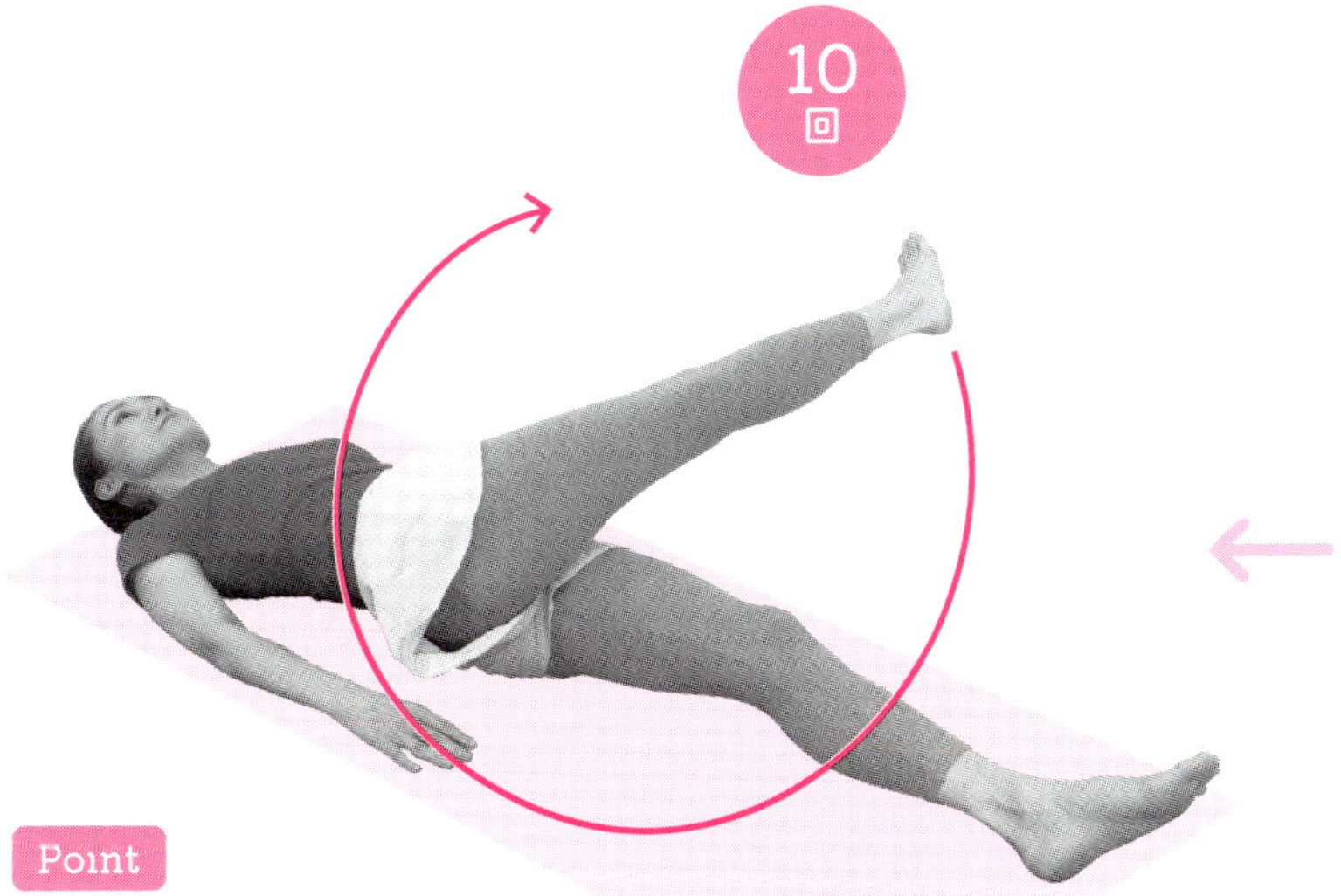

Point

大きく円を描くように、股関節からぐるぐる回す

2

ひざを伸ばしたまま、上げた足をぐるぐると回転させる（同方向で OK）。

脚の痛みやしびれの原因別セルフケア

下殿部から大腿裏側にかけて痛みがある人のセルフケア

動画でチェック!

痛みの部位

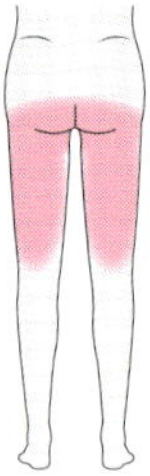

下殿部(お尻下部)から大腿裏側(太ももの後ろ)

痛みは左右どちらかのみ、またはどちらかがより強く痛むはずです。痛みのある方がケアの対象となります。

痛みの原因

・坐骨神経
・後大腿皮神経

セルフケアの流れ

1 お尻つかみ

2 もも裏ストレッチ

・1回30秒～1分
・1日3セット
※痛みがある側だけでOK

1

お尻つかみ

30
秒

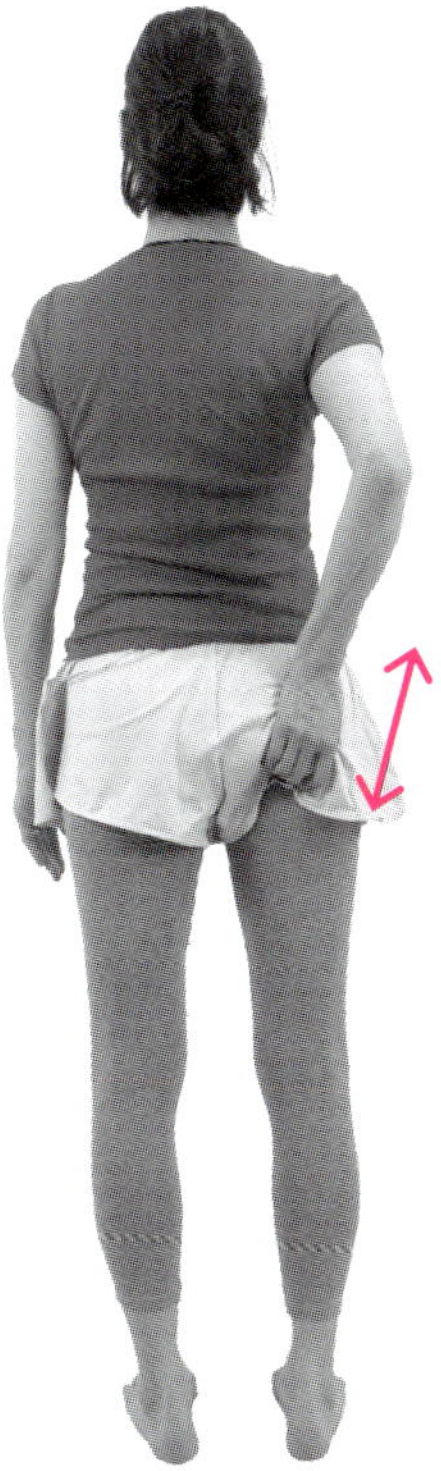

Point

お尻の穴を広げるように、
斜め外側上方向に持ち上
げるように動かす

62 ページのセルフチェックで行った「お尻のわしづかみ」と内容は同じです。まっすぐ立った姿勢でお尻の下側をつかみ、お尻の穴を広げるような感じで、ぐっと持ち上げるように上下に動かします。この動作によって、梨状筋の下を走る坐骨神経や後大腿皮神経といった神経に働きかけることができます。

2

もも裏ストレッチ

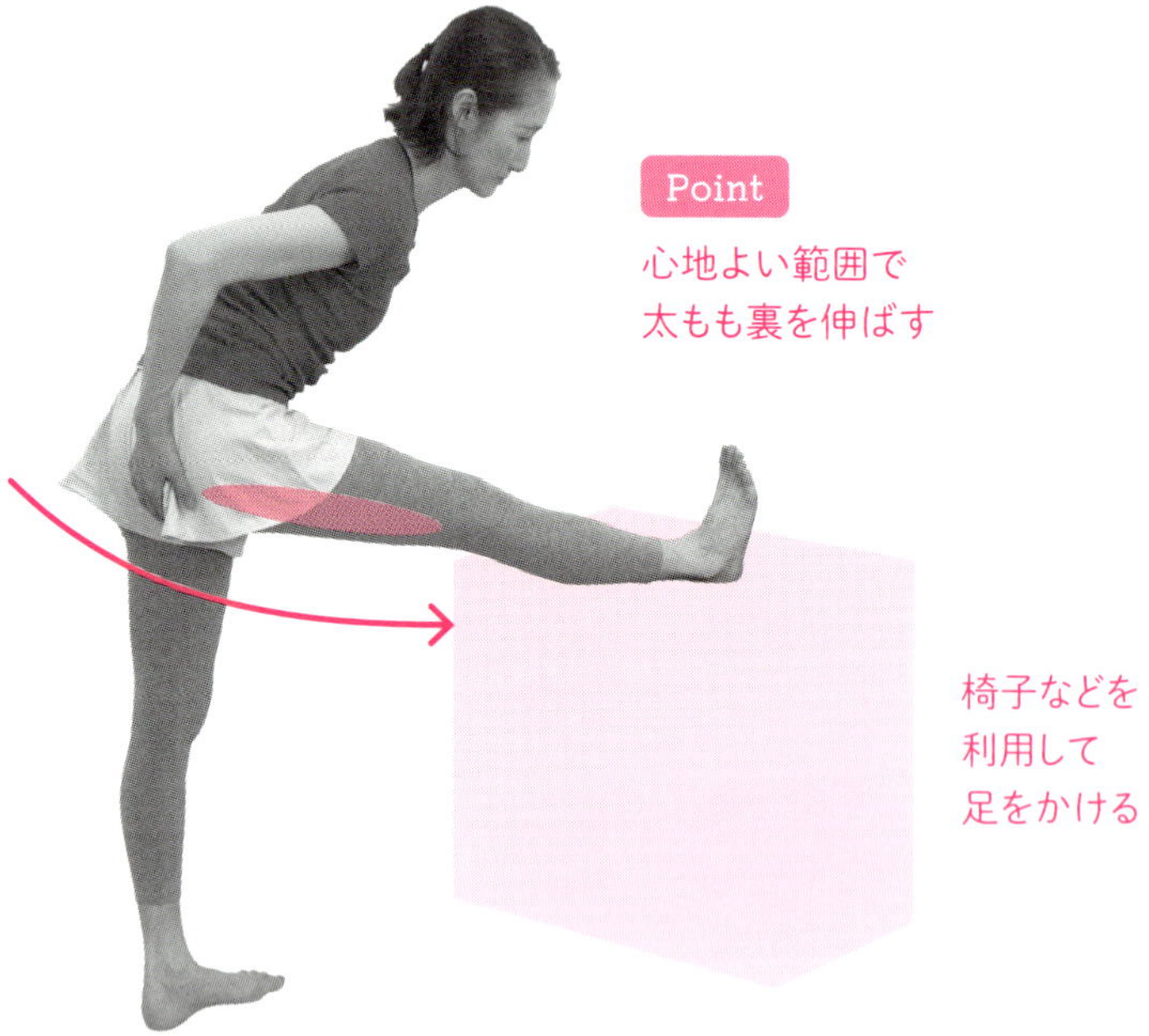
Point
心地よい範囲で
太もも裏を伸ばす
椅子などを
利用して
足をかける

お尻の下側をお尻つかみで柔らかくしたあとに、太ももの後ろを伸ばすストレッチを繰り返すと、お尻から太ももの裏の痛みが軽減されて楽になります。

＼|/
脚の痛みやしびれの原因別セルフケア

上殿部から大腿外側に痛みがある人のセルフケア

お尻の側面
テニスボールストレッチ

股関節回し
ストレッチ

痛みの部位

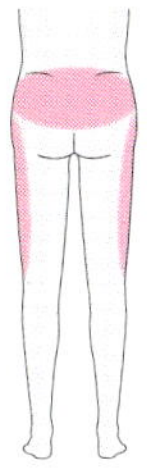

上殿部（お尻の上側）から大腿外側（太ももの外側）

痛みは左右どちらかのみ、またはどちらかがより強く痛むはずです。痛みのある方がケアの対象となります。

痛みの原因

・上殿神経（末梢神経）

セルフケアの流れ

1 お尻の側面テニスボールストレッチ

2 股関節回しストレッチ

・30秒+10回繰り返し
・1日3セット
※痛みがある側だけでOK

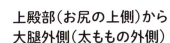

1

お尻の側面テニスボールストレッチ

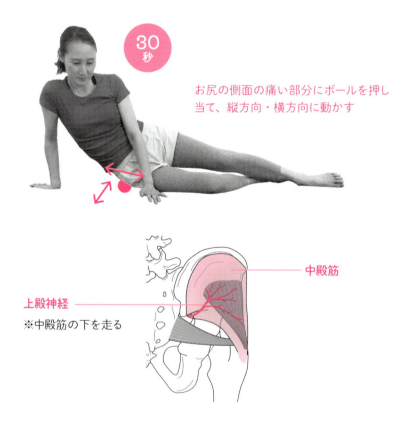

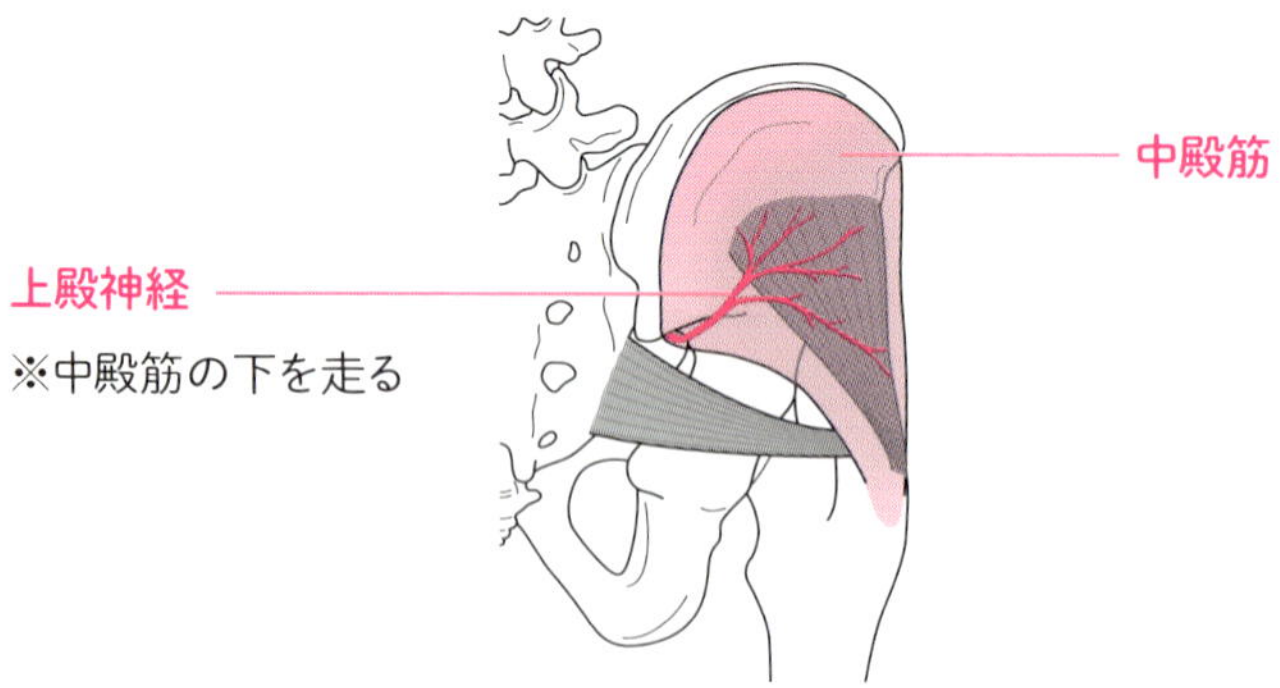

ベルトラインの下あたり（お尻の上側）から、太ももの外側にかけて痛いという方には、中殿筋のマッサージが効果的です。テニスボールを使って、お尻の側面をゴリゴリとマッサージをして中殿筋をほぐしましょう。

2

股関節回しストレッチ

（右側のお尻や脚に痛みやしびれがある場合）

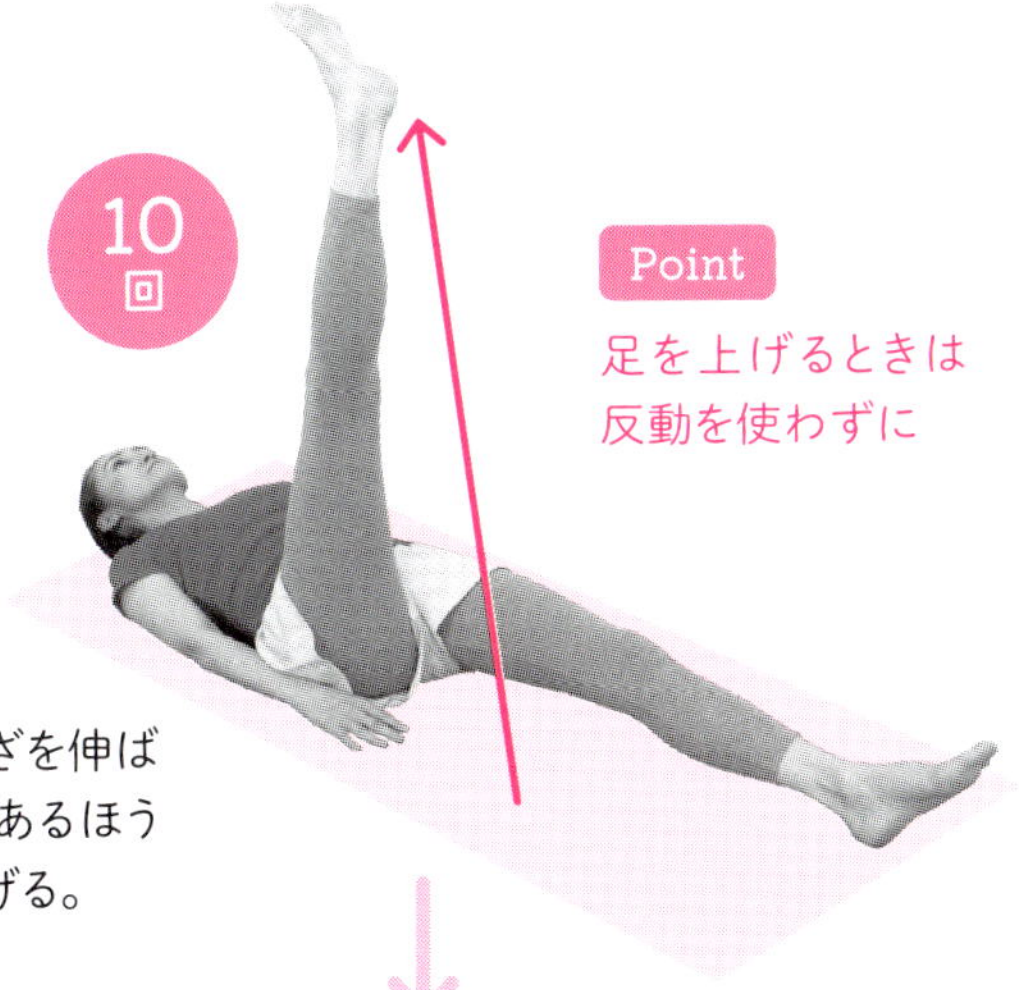

Point

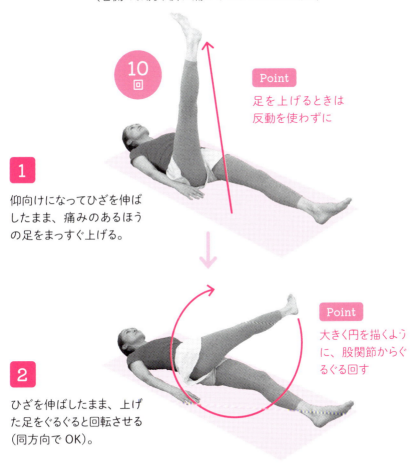

足を上げるときは
反動を使わずに

1

仰向けになってひざを伸ばしたまま、痛みのあるほうの足をまっすぐ上げる。

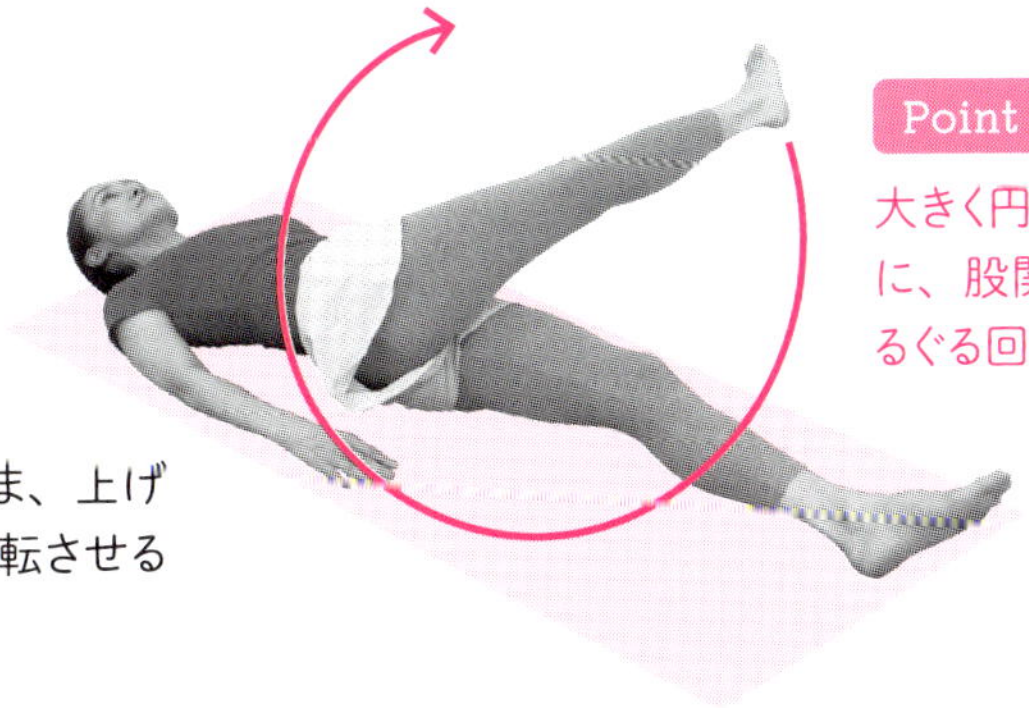

Point

大きく円を描くように、股関節からぐるぐる回す

2

ひざを伸ばしたまま、上げた足をぐるぐると回転させる（同方向で OK）。

テニスボールでほぐしたあとは、股関節を回します。この動きで、お尻の側面の神経を効果的に伸ばすことができます。

脚の痛みやしびれの原因別セルフケア

殿部から脚までの広い範囲に痛みがある人のセルフケア

スライダーテクニック

股関節回しストレッチ

痛みの部位

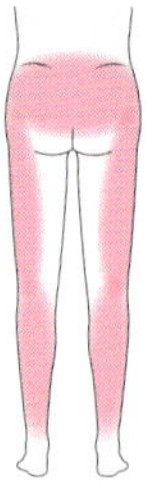

殿部(お尻)から脚までの広い範囲

痛みは左右どちらかのみ、またはどちらかがより強く痛むはずです。痛みのある方がケアの対象となります。

痛みの原因

・坐骨神経

セルフケアの流れ

1 坐骨神経の滑走を促すスライダーテクニック

2 股関節回しストレッチ

・各10回繰り返し
・1日3セット
※痛みがある側だけでOK

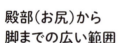

1

坐骨神経の滑走を促す スライダーテクニック

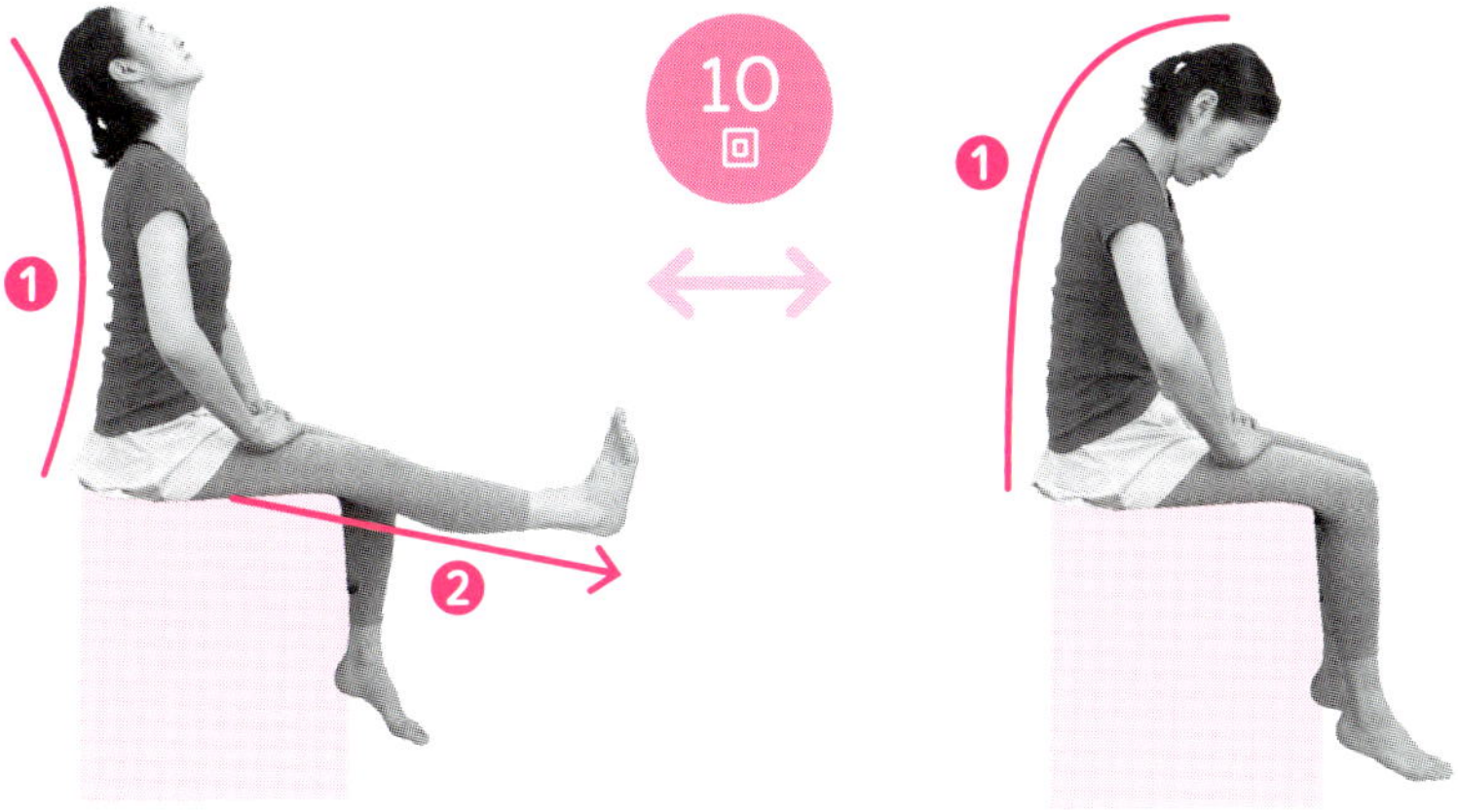

❶ 頭から背中は反らす

❷ 痛みがあるほうの足を前に出し、ひざを伸ばしてつま先を上げる

❶ 足を下ろし、頭から背中は力を抜いて丸める

脚の広い範囲に痛みがある場合は、このスライダーテクニックが有効です。坐骨神経の滑走を促すエクササイズで、特にすねに痛みがある場合におすすめです。

2

股関節回しストレッチ

（右側のお尻や脚に痛みやしびれがある場合）

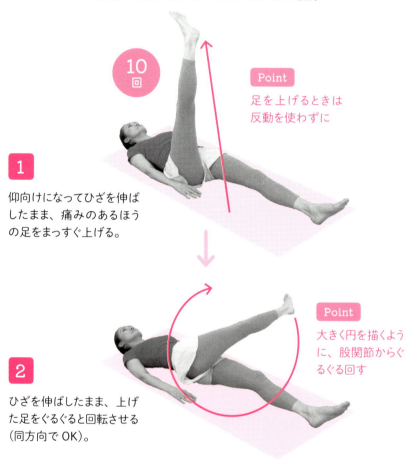

10回

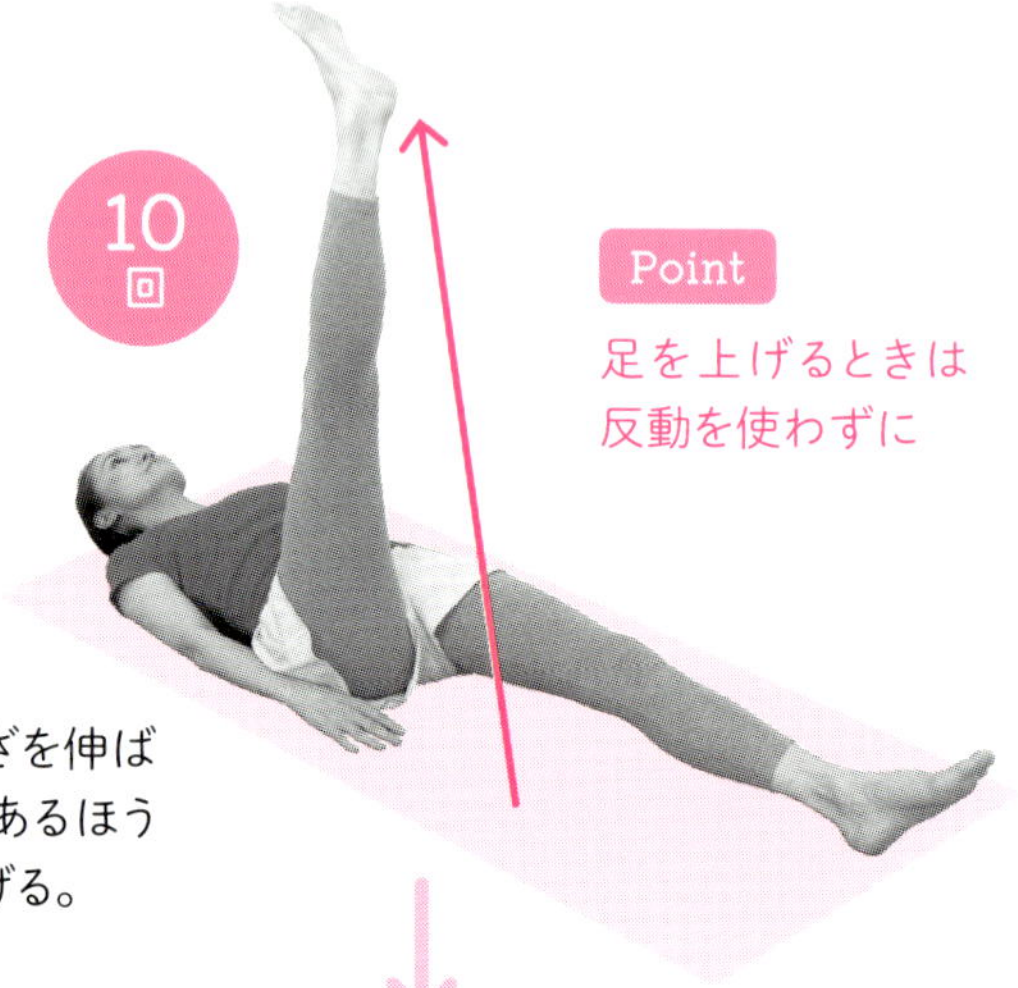

Point

足を上げるときは
反動を使わずに

1

仰向けになってひざを伸ばしたまま、痛みのあるほうの足をまっすぐ上げる。

↓

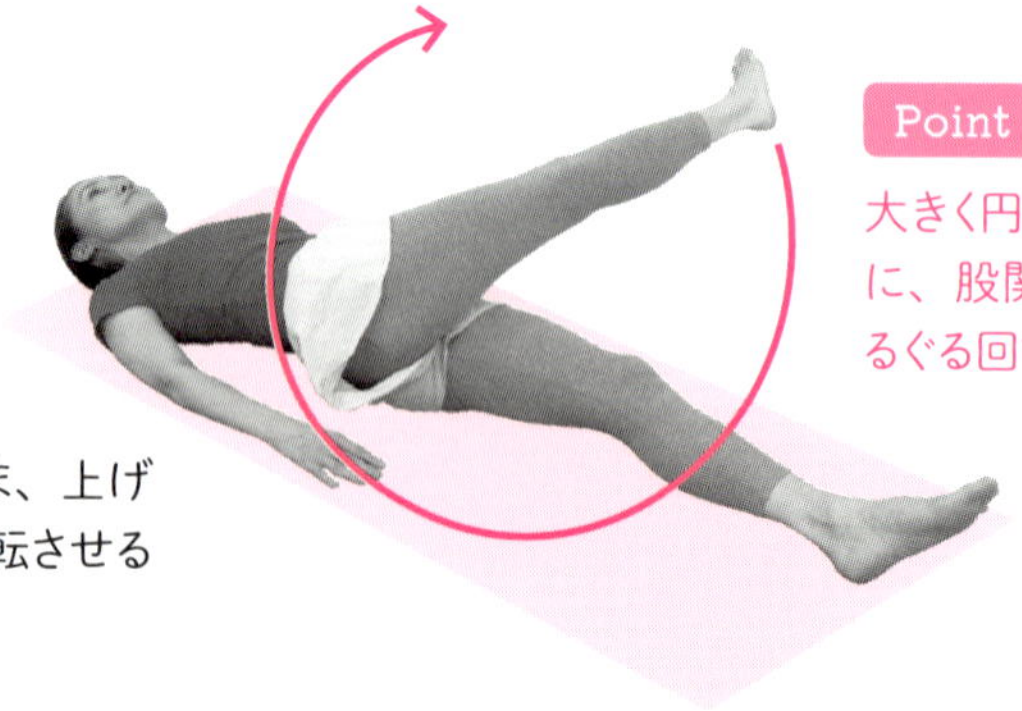

Point

大きく円を描くように、股関節からぐるぐる回す

2

ひざを伸ばしたまま、上げた足をぐるぐると回転させる（同方向でOK）。

スライダーテクニックを行った後、股関節を回すことによって、坐骨神経を効率的に伸ばすことができます。

脚の痛みやしびれの原因別セルフケア

筋膜性の痛みが強い人のセルフケア

筋膜はがし

股関節回しストレッチ

痛みの部位

筋膜

筋膜には、髪の毛のように細かく神経が張り巡らされています。硬くなった筋膜をはがすことで神経の滑走を促し、痛みやしびれを緩和します。

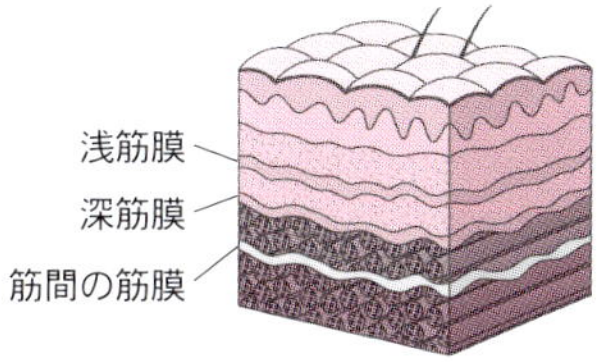

筋膜

セルフケアの流れ

1 筋膜はがし（マッサージガン）

2 股関節回しストレッチ

- 30秒+10回繰り返し
- 1日3セット

※痛みがある側だけでOK

1

筋膜はがし

30
秒

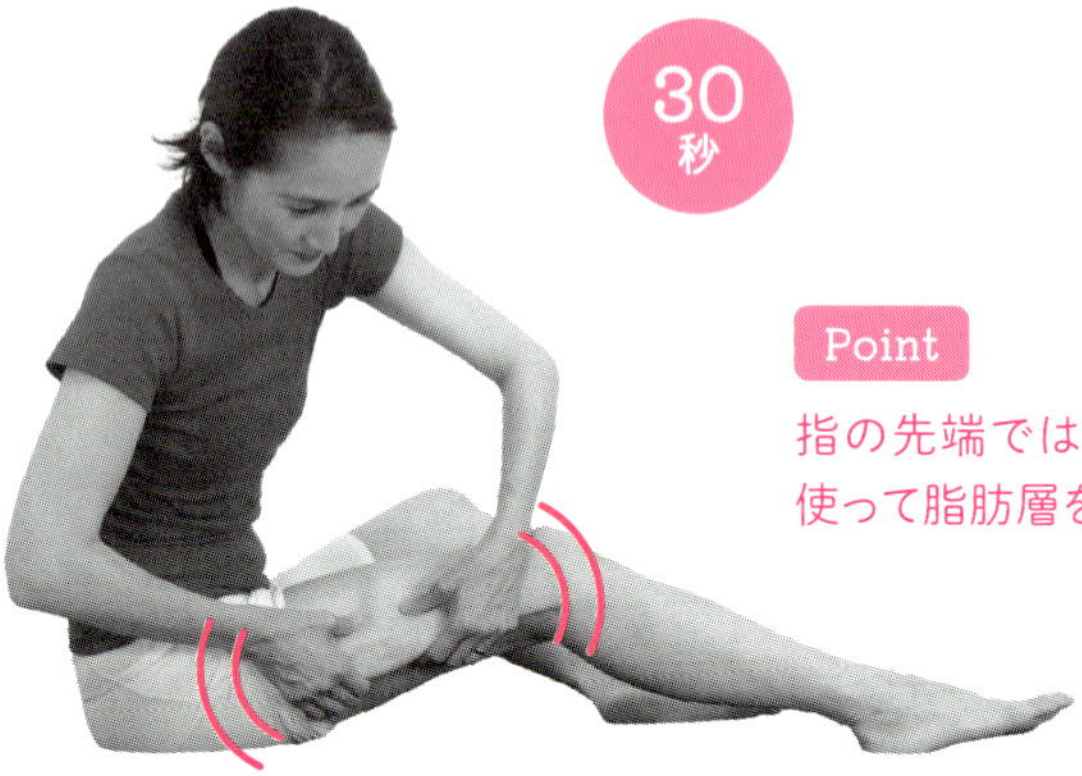

Point

指の先端ではなく、指の腹を
使って脂肪層をつかむ

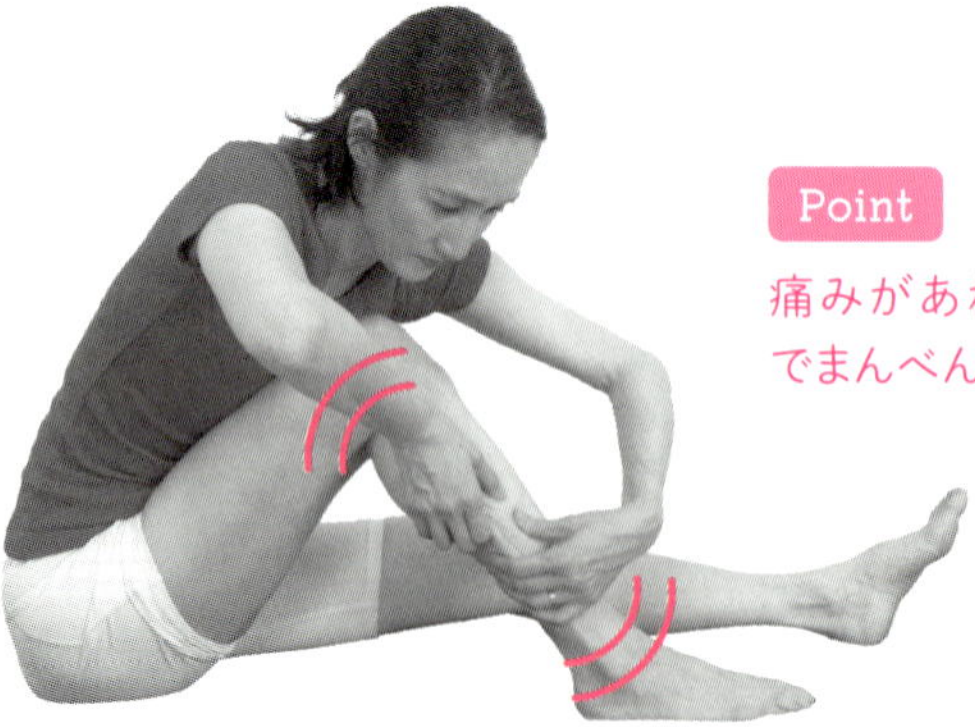

Point

痛みがあれば、ふくらはぎま
でまんべんなくマッサージ

床に座り、痛みのある場所を、脂肪をつかむイメージで 30 秒間マッサージをします。指の 2 番目の腹を使いましょう。痛みがあれば、ふくらはぎまでまんべんなくマッサージします。

column

マッサージガンによる筋膜への
セルフケアもおすすめ

筋膜性の痛みが強い場合には、マッサージガンによるケアも有効です。

たとえば、すねの前側が頻繁に痛むという方は多いのですが、そのようなときは、すねの前側の痛みがあるところにマッサージガンを当てます。

マッサージガンを使うコツは 2 つです。1つめは速い振動数で行うこと。2 つめは、押すのではなく当てるだけにして、広範囲にわたってやること。これらのポイントを抑えるだけでも、驚くほどの効果が得られます。

マッサージガンのセルフケアは 1 ～ 2 分程度からはじめてください。その上で、問題がないようなら、長い時間当てても大丈夫です。目安としては 1 日約 3 回です。

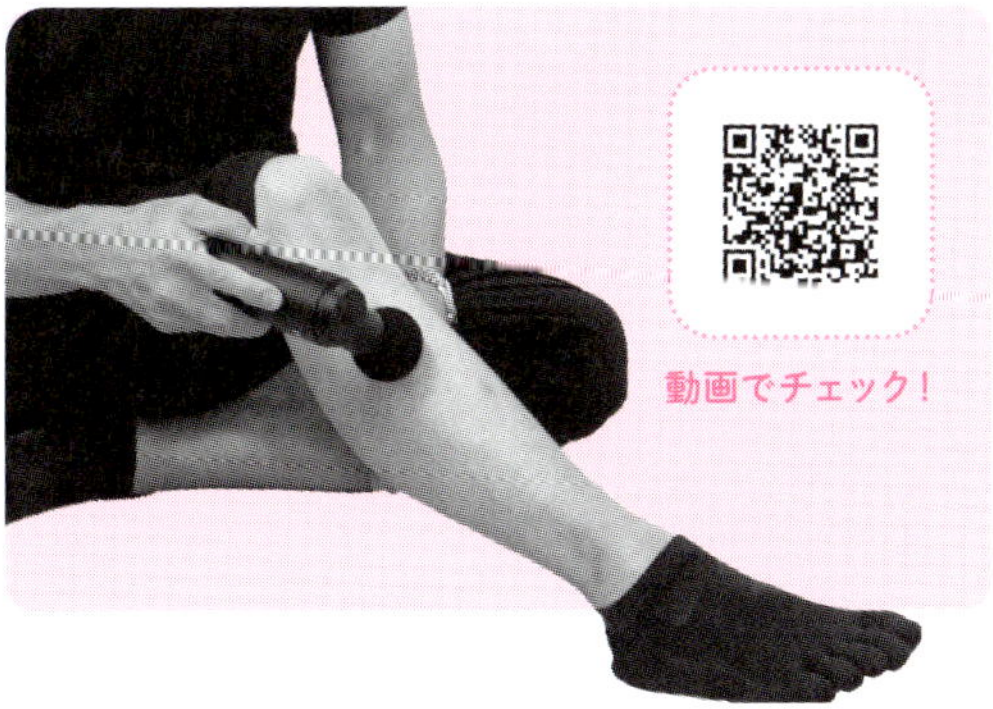

動画でチェック！

痛みが出る場合は無理に行わないでください。

2

股関節回しストレッチ

（右側のお尻や脚に痛みやしびれがある場合）

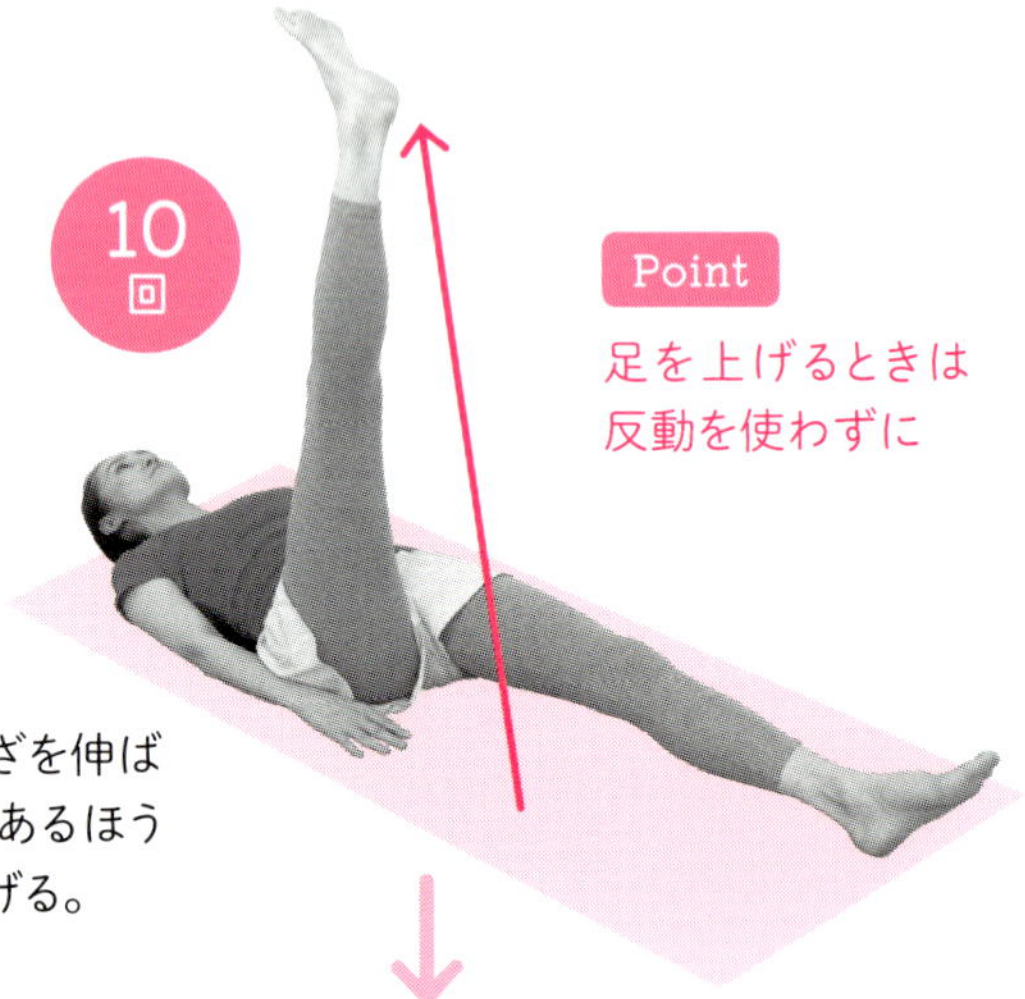

Point

足を上げるときは
反動を使わずに

1

仰向けになってひざを伸ばしたまま、痛みのあるほうの足をまっすぐ上げる。

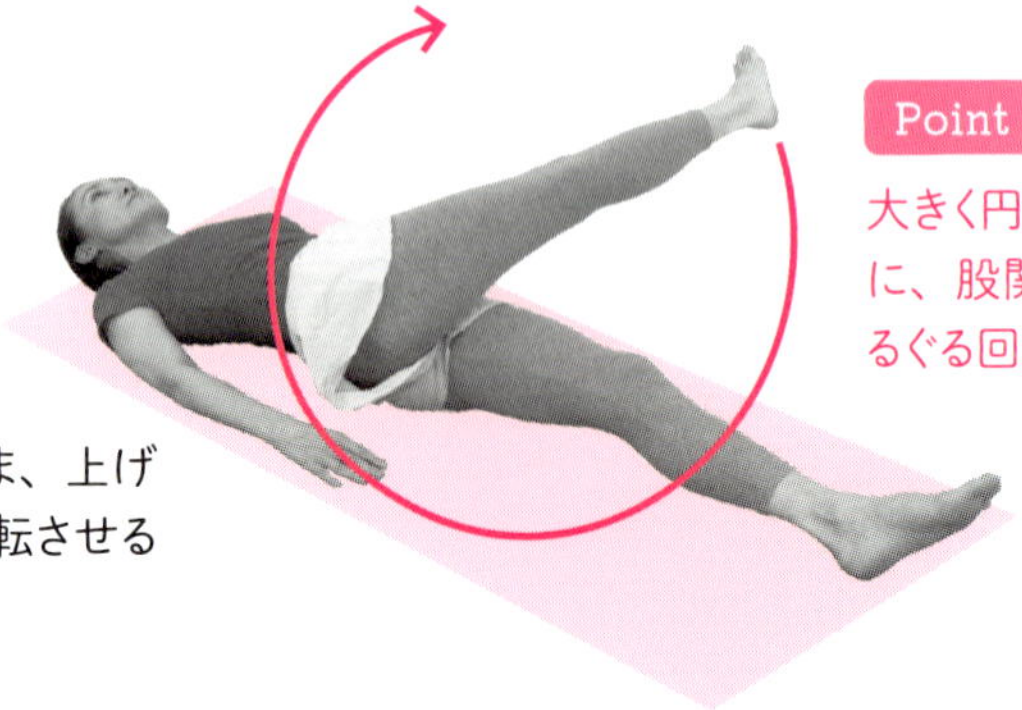

Point

大きく円を描くように、股関節からぐるぐる回す

2

ひざを伸ばしたまま、上げた足をぐるぐると回転させる（同方向で OK）。

筋膜はがしのケアをしたあとも、マッサージガンによるケアをしたあとにも、「股関節回し」をしましょう。坐骨神経が伸びると同時に筋膜が伸ばされ、より痛みを和らげることができます。

脚の痛みやしびれの原因別セルフケア

足の裏の痛みやしびれのセルフケア

くるぶしのマッサージ

母趾外転筋のマッサージ

痛みの原因とセルフケア

1 足裏の神経障害による痛み

↓

くるぶしのマッサージ

2 母趾外転筋による痛み

↓

母趾外転筋のマッサージ
（マッサージガンを使ったマッサ　ジ）

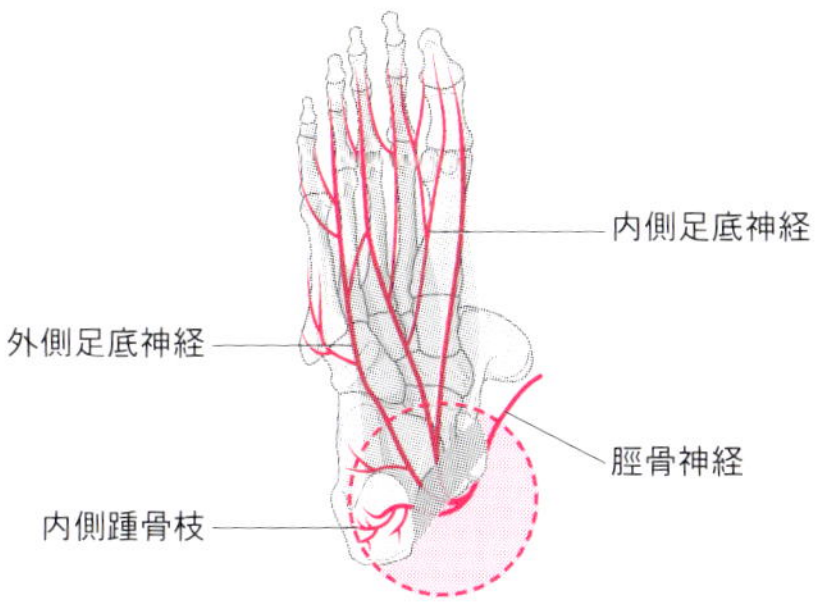

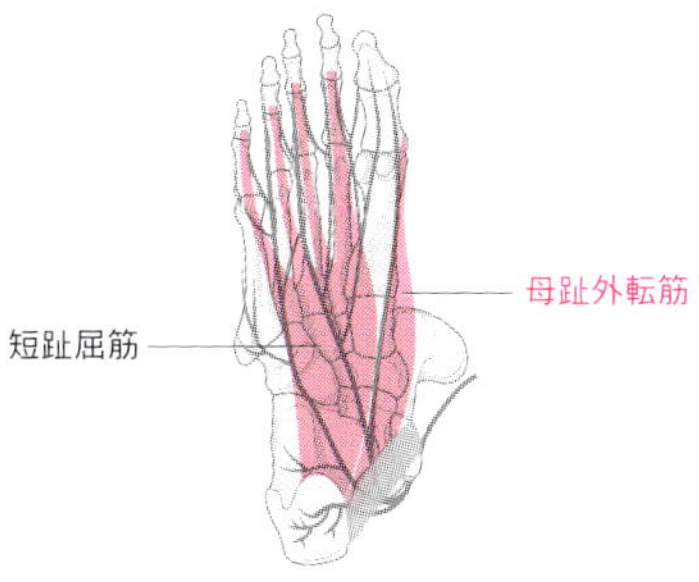

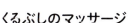

1

足裏の神経障害による痛みには「くるぶしのマッサージ」

・1回30秒　・1日3セット

※痛みがある側だけでOK

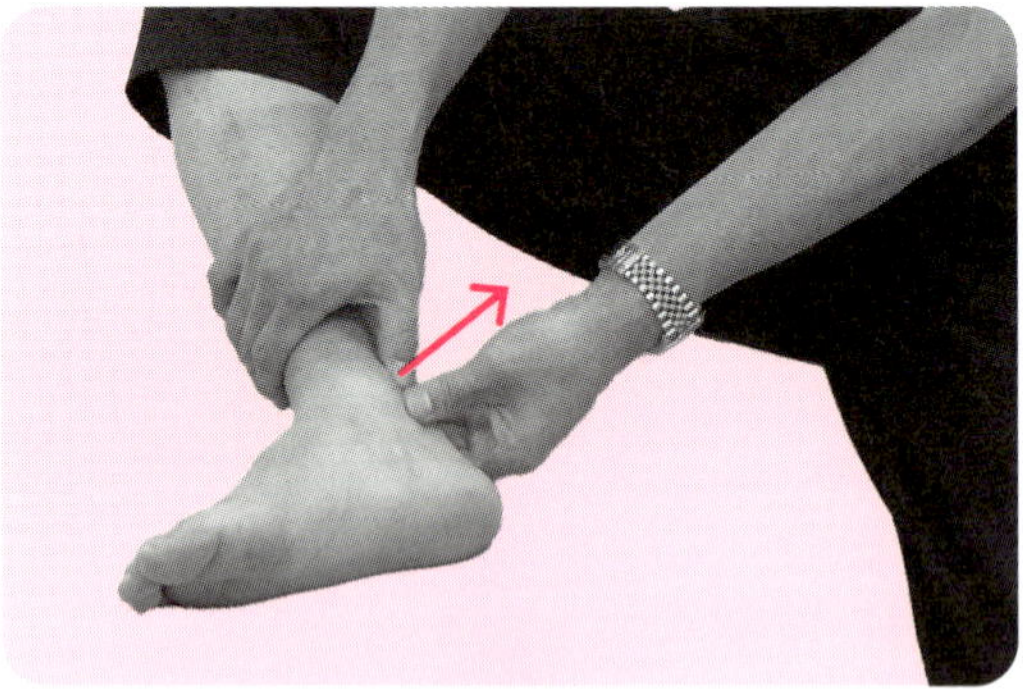

1

内くるぶしの後ろに両手の親指をあて、後ろ側にぐっと引き下げるように押す。ビーンとした痛みがあった場合、それは効果がある兆候。

足の裏の神経は、内くるぶしの後ろから入っています。ここから入って足の裏全体を支配しているため、この領域をセルフケアすることで痛みが和らぐ可能性は大いにあります。

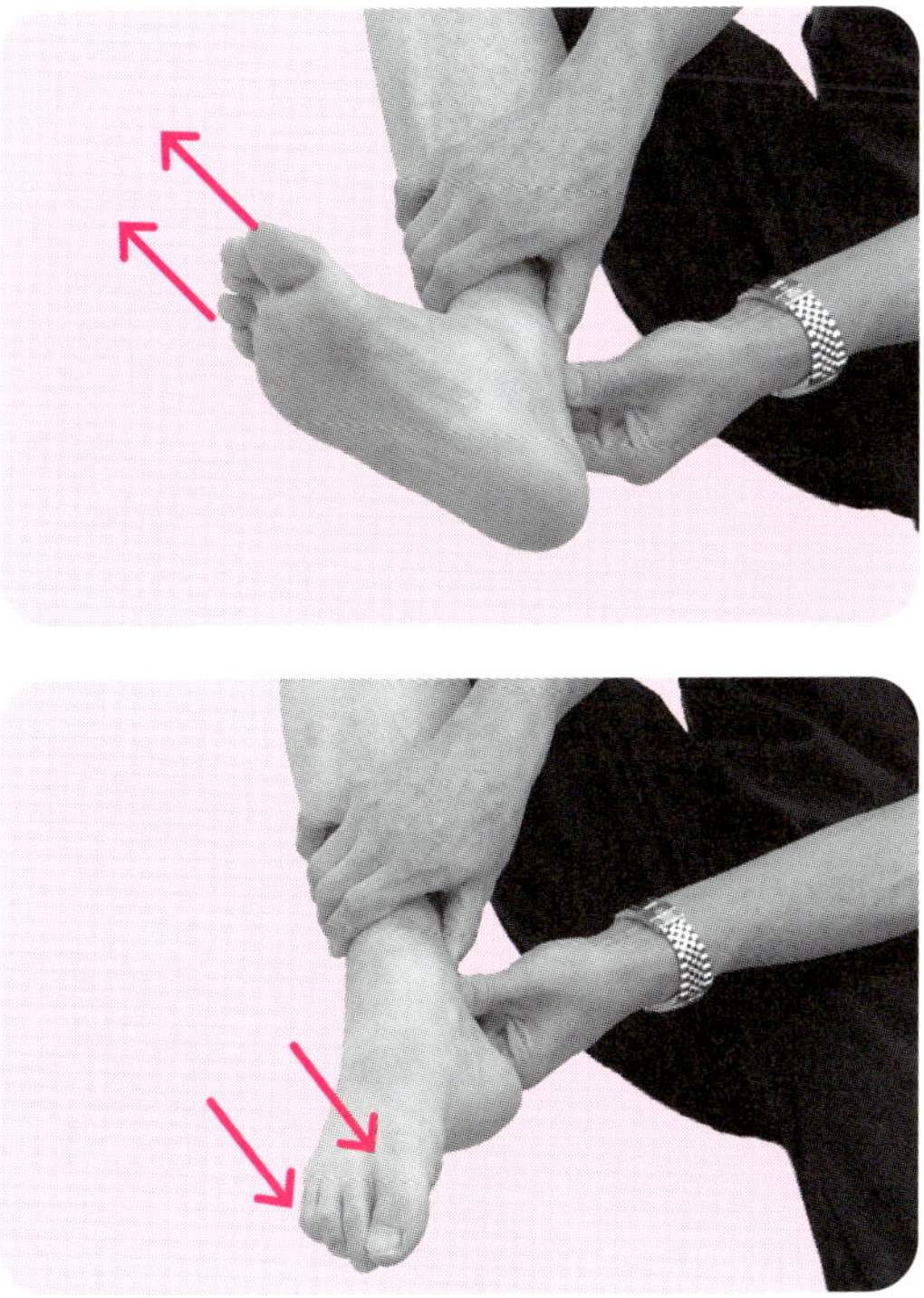

2

そのまま足首を上下させる。

↓

3

1 と 2 の運動を 30 秒ほど繰り返す。
痛みが強い場合は手加減して OK。

2

母趾外転筋による痛みには「母趾外転筋のマッサージ」

・1回30秒～1分　・1日3セット
※痛みがある側だけでOK

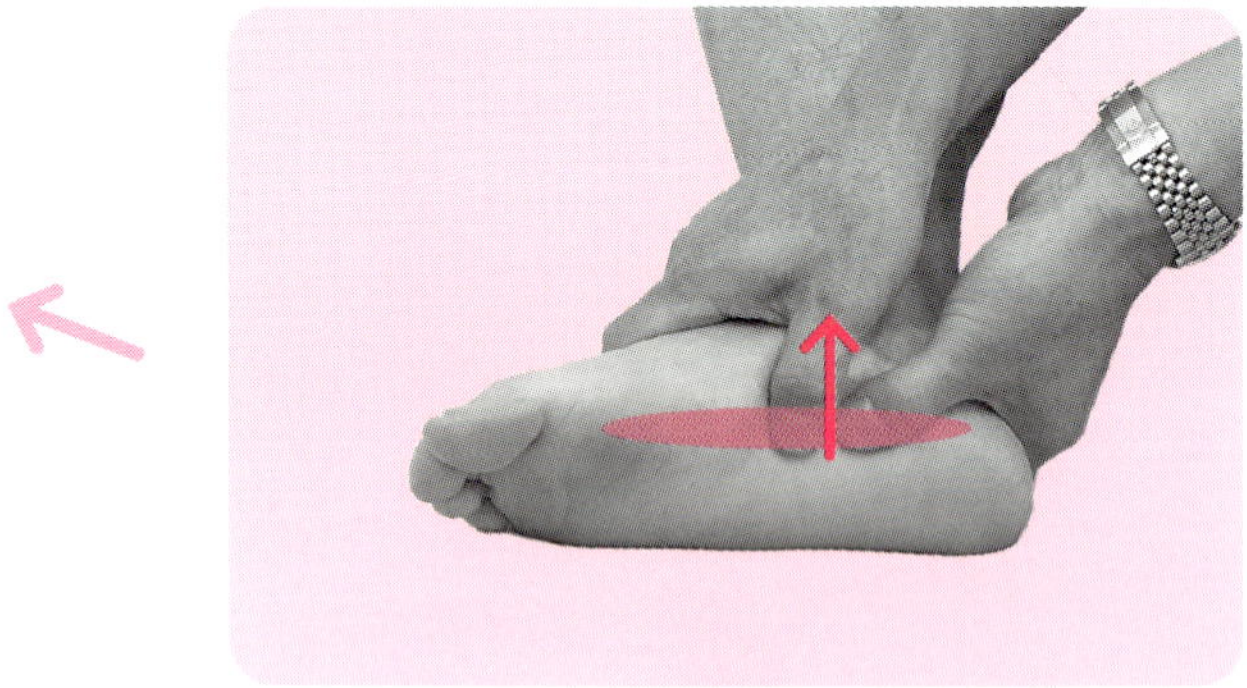

1
母趾外転筋を下からぐっと強く持ち上げる。

母趾外転筋は、親指の真横から踵の真横に向かって走る、ぷにぷにとした柔らかな筋肉です。触ってみると、足の内側には骨があることがわかります。母趾外転筋はこの骨に沿って伸びており、下には神経が通っています。

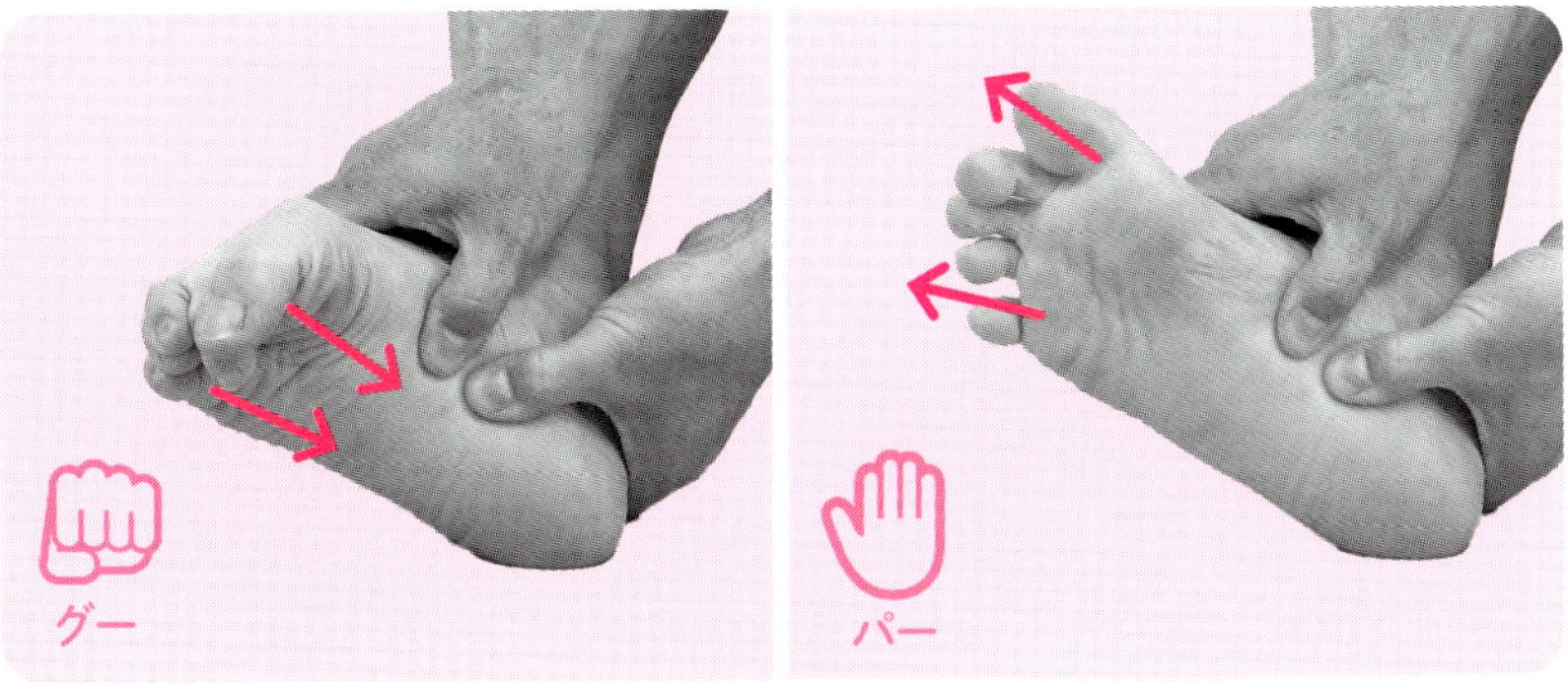

2

1 の状態で足の指をグーパーする。

↓

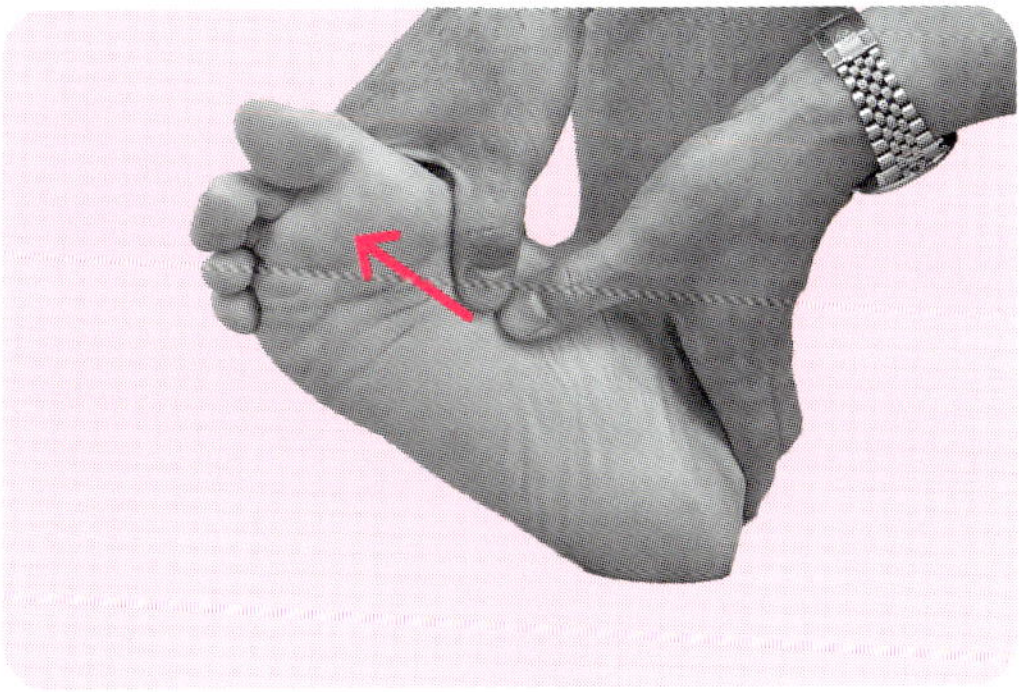

3

1 と 2 の施術を母趾外転筋に沿って少しずつ
場所をずらしながら 30 秒ほど繰り返す。

column

マッサージガンによる足裏へのセルフケアもおすすめ

筋膜のケアで使ったマッサージガンを足裏のケアに使うこともできます。

左下図のピンクの部分にマッサージガンを当てます。マッサージガンを当てて気持ちよく感じる部位を見つけたら、その部位を中心に1ヵ所に30秒から1分ぐらいずつ、場所を少しずつずらしながら行ってください。

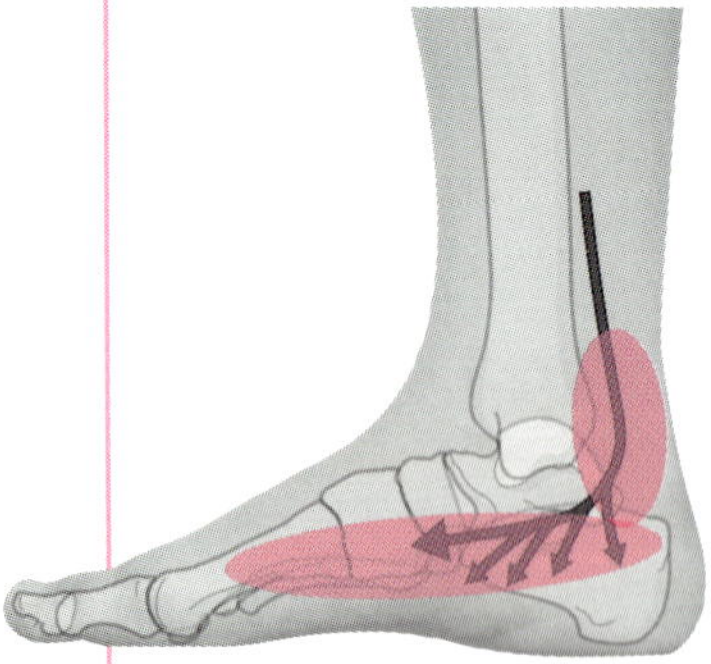

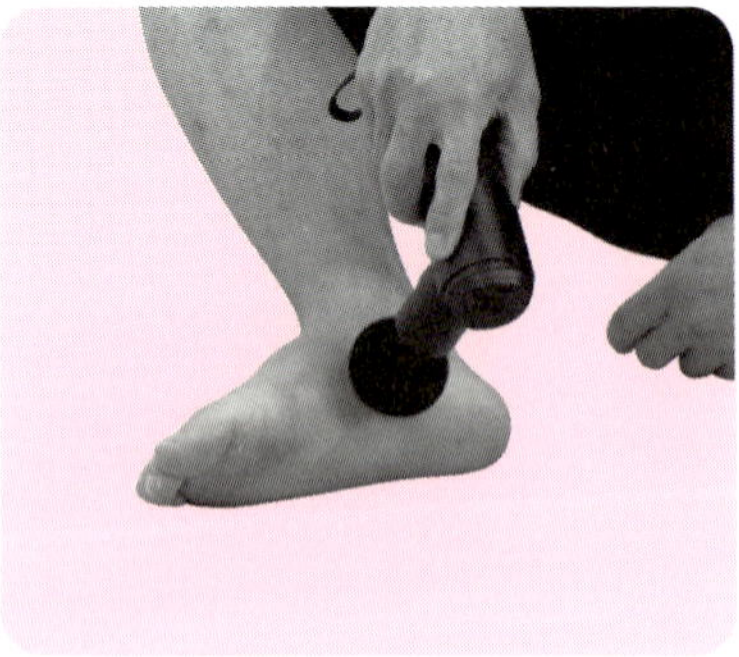

動画でチェック！

腰の病気が原因で脚の痛みやしびれがある場合

　ここまでセルフケアを行っても、脚の痛みやしびれの症状が改善しない場合、腰の疾患が原因である可能性も考えられます。「やっぱり病院で言われたように脊柱管狭窄症によるものなのかな？」と感じている方もいるでしょう。そのような方々のために、腰の疾患が原因で脚の痛みやしびれがある人のためのセルフケアを紹介します。

　実際にこのセルフケアを行うと、脊柱管狭窄症や椎間板ヘルニアによる脚の痛みやしびれが出ているという場合でも、改善する方が一定数います。ただし、セルフケアを行ってみて、痛みが強くなるようであれば無理をしないでください。あくまでも痛みのない範囲で運動を行いましょう。

　脊柱管の狭窄が原因で痛みがある場合、多くの人は腰の一部分（ほとんどが腰の下側）が反った状態で固まっていて、曲げることができなくなっています。つまり、それと反対方向に、背骨を丸めて柔らかくして、脊柱管を広げることができれば、症状は改善することも多いのです。手術を考える前に、これから紹介する2つのセルフケアを続けてみてください。

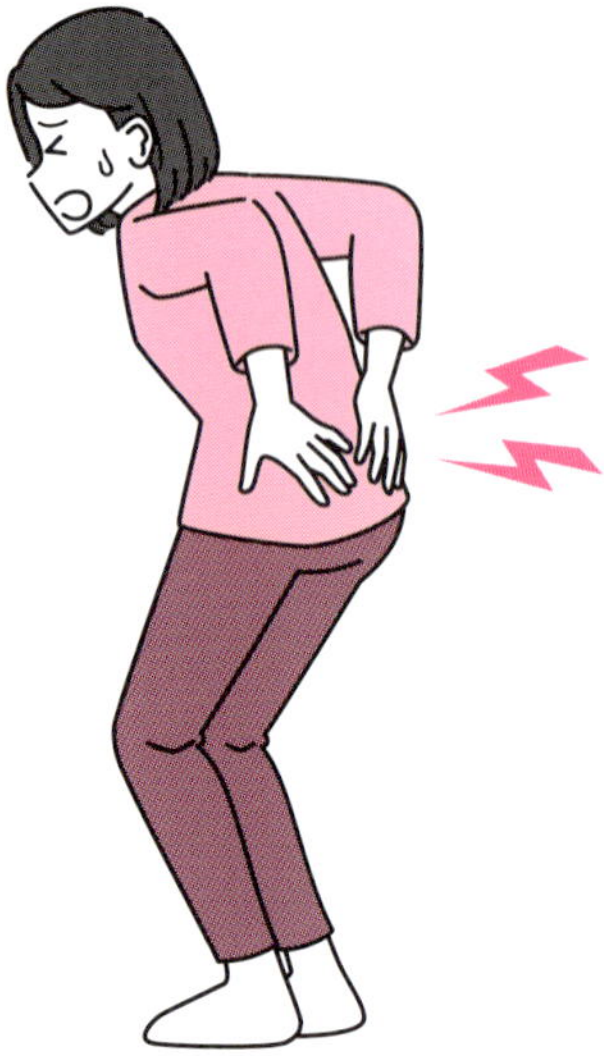

\ | /

脚の痛みやしびれの原因別セルフケア

腰の病気が原因で脚の痛みやしびれがある人のセルフケア

動画で check!

痛みの部位

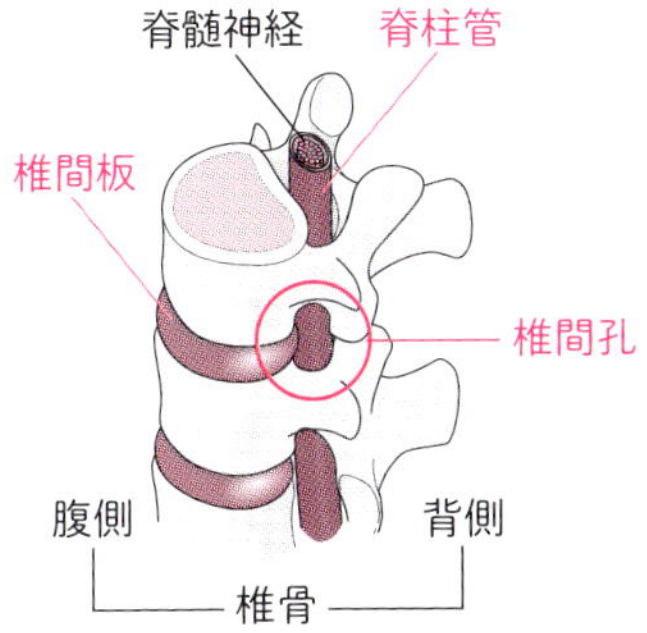

痛みの原因

・脊柱管狭窄症
・椎間板ヘルニアなど

セルフケアの流れ

1 四つ這いストレッチ

2 背骨側屈ストレッチ

1

腰のセルフケア
「四つ這いストレッチ」

・10回繰り返し
・1日3セット
※痛みが強い場合は控える

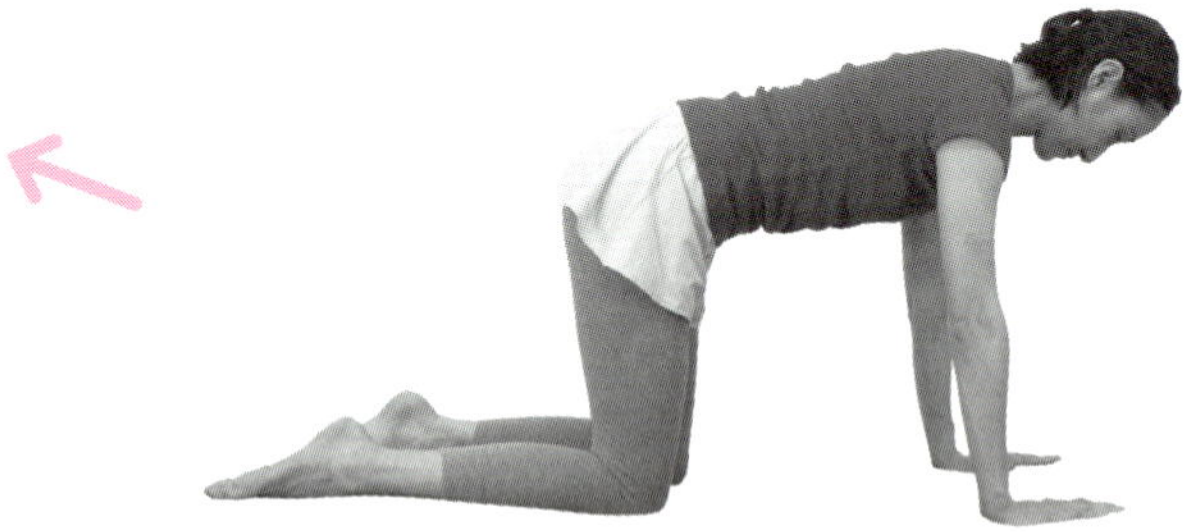

1

基本の姿勢は四つ這い。

四つ這いの姿勢から、おへそを思いっきり持ち上げて、おへそをのぞきこむように腰を丸めます。丸めることで、さきほど説明した神経が通る脊柱管や椎間孔が広がります。

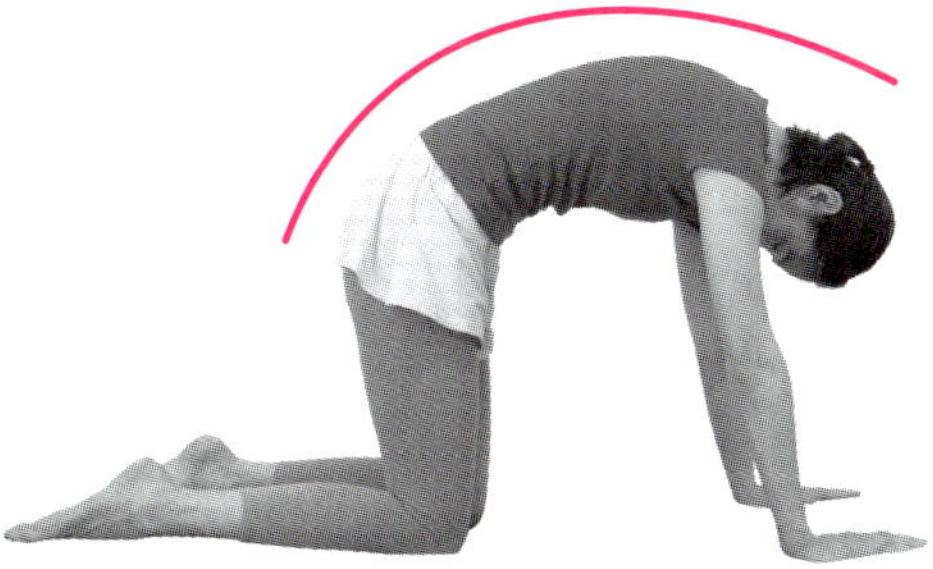

2

腹筋に力を入れ、おへそを思いきりぐっと持ち上げる。
おへそをのぞきこむイメージ。

↓

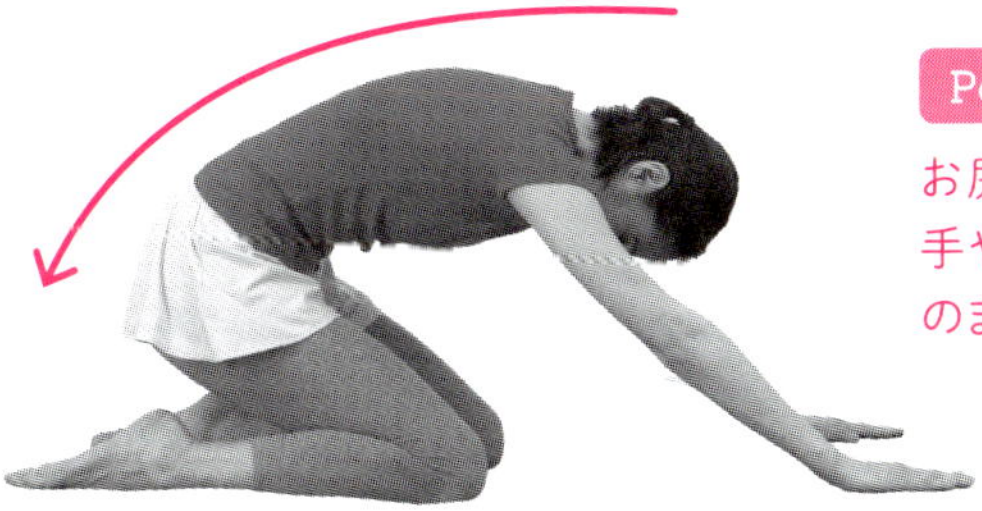

Point

お尻を下げるとき、手や足の位置はそのまま

3

腹筋に力をいれたまま、お尻を後ろに下げる。
お尻を下げるときに、息をゆっくり吐き出す。

2

腰のセルフケア「背骨側屈ストレッチ」

・10回繰り返し　・1日3セット

※運動後も痛みが残る場合は控える

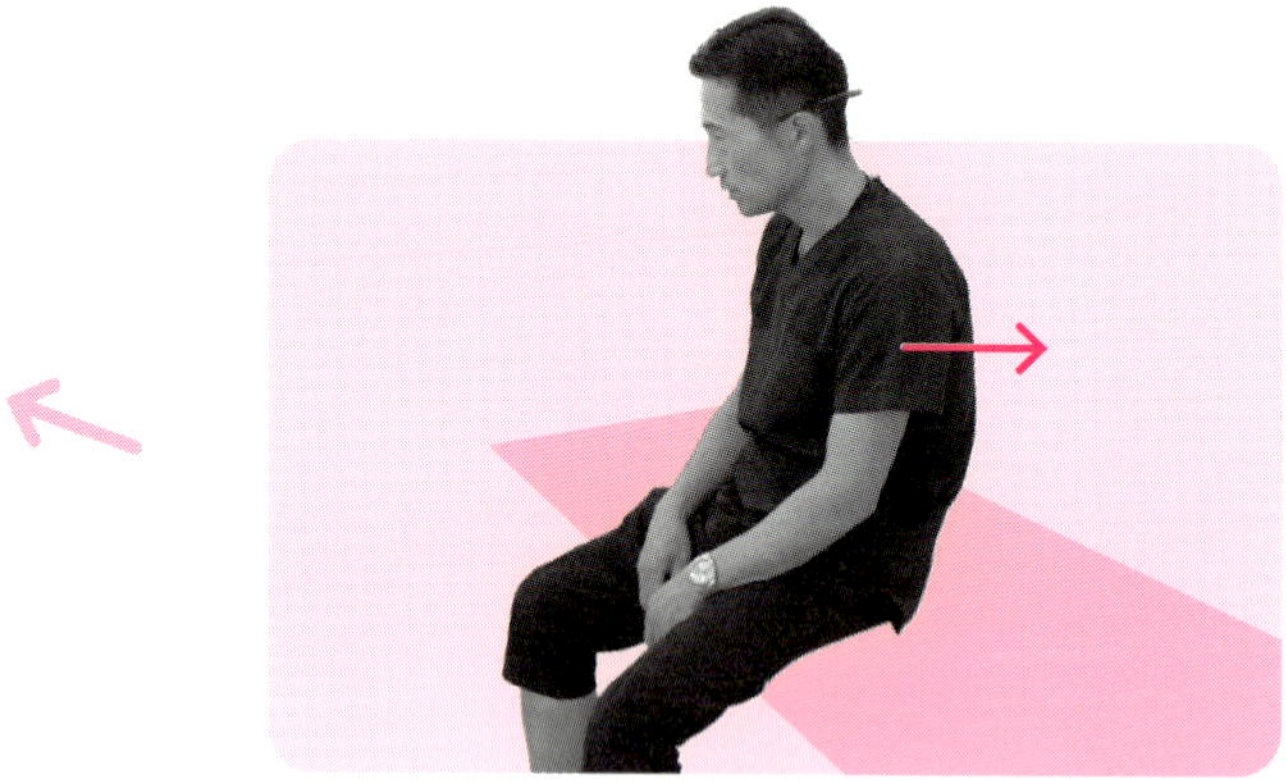

Point

頭の位置は
変えない

1

椅子に浅く腰掛ける。頭の位置は変えずに、
体を後ろに引いて尾骨に体重を乗せる。

椅子に浅く座り、体を左右に傾けます。上半身を横にする（背骨を横に倒す）ことで、神経の出口である脊柱の椎間孔を広げる運動です。

※運動時に少し痛みがあっても、終わった後に痛みがなければ問題ありません。ただし、終わった後も痛みが残るようなら、このセルフケアは控えてください。

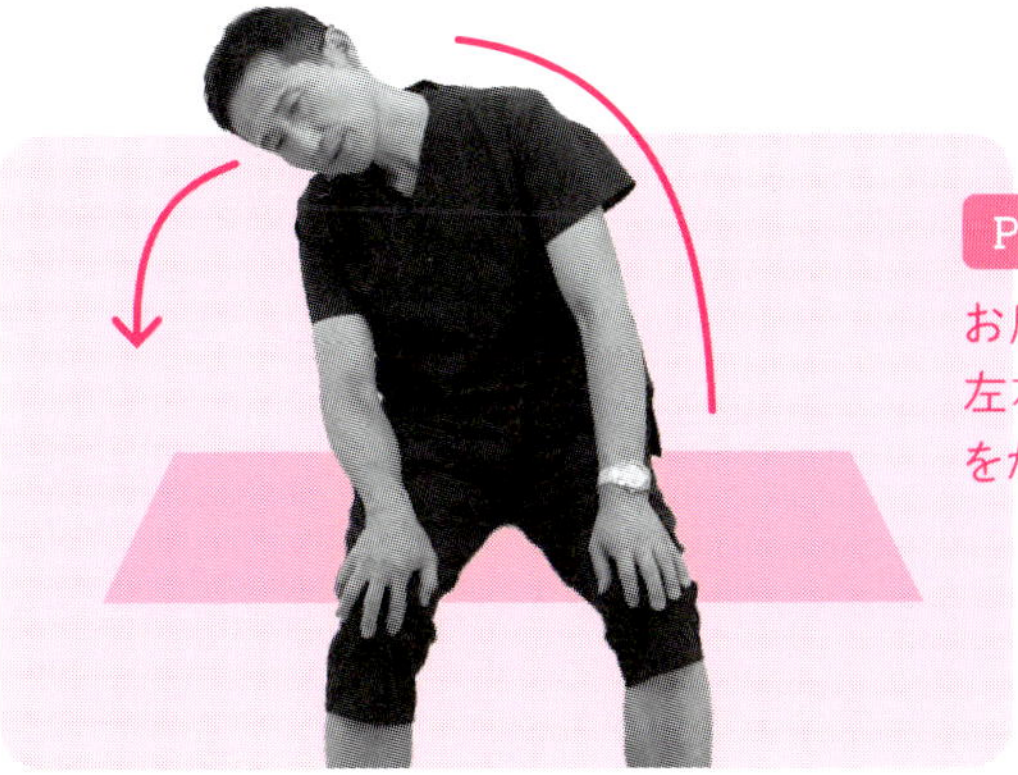

Point

お尻は浮かせず
左右均等に体重
をかける

2

1の姿勢を保ちながら、上半身だけをグーッと右側に倒す。
体を倒すとき、お尻を上げない。

↓

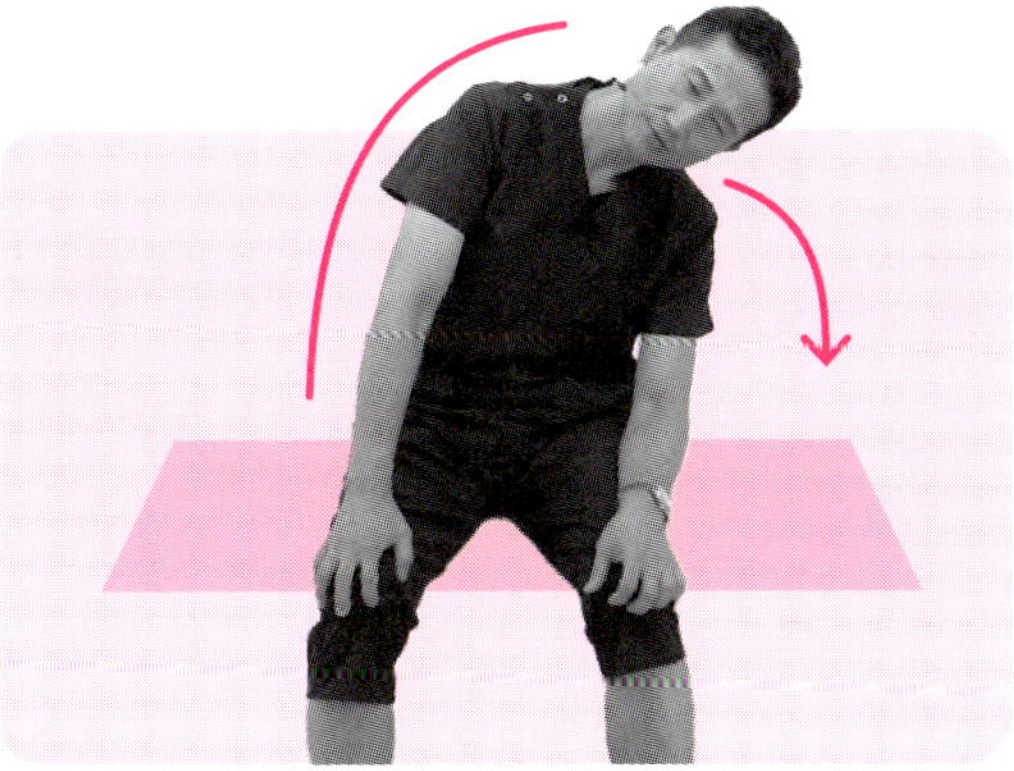

3

次は左側にグーッと倒す。お尻は左右均等に、かつ後ろに
体重をかけた状態をキープする。左右交互に10回。

topic

園部式 脚の痛み・しびれ改善メソッド

体験者の声

3 年くらい前から、長時間歩いたり立ち上がったりするときに左のお尻から太ももの外側にかけて痛みとしびれを感じるようになりました。脊柱管狭窄症と診断され、処方された痛み止めの薬を飲み、湿布を貼り続けましたが、いっこうに改善しません。そこで、園部先生のところで検査を受けて施術していただいたところ、**驚くことに症状はすぐに軽くなったのです。姿勢もよくなり、家族や友人から「若々しくなった」と言われるようになった**のもうれしいかぎりです。(60 代女性)

数年前から腰痛に悩まされるようになり、それがだんだん左の殿部から太ももの外側の痛みに変わり、長時間歩いたり、立ったりするのがつらくなってきました。 病院では椎間板ヘルニアがあり、脊柱管も狭くなっていると言われました。ところが園部先生に診ていただいたら、姿勢が悪いことが脚の外側に負担をかけ、痛みを起こしているとのことでした。そこで体幹、股関節を中心とした**柔軟性改善のトレーニングを教えてもらったところ、数日で痛みとしびれがほとんどなくなりました。**(50 代女性)

お尻から太ももの後ろ側にかけてずっと痛みがあり、病院に行くと「脊柱管狭窄症」と診断され、そのまま痛みが続くようなら手術だと説明を受けました。その後、痛みが強くなり「ああ、もう手術をするしかないのか……」と思っていたところ、友人から園部先生を紹介されました。先生に詳しく診ていただくと、どうやらお尻の筋肉が硬く、後大腿皮神経が圧迫されていることが原因だとわかりました。その後、言われた通りにストレッチなどを繰り返したところ、**徐々に痛みが取れてきたのです。痛みをそのままにしていたら、手術をするしかなかったかもしれません。**(50 代男性)

第4章

痛みやしびれを予防するデイリーケア

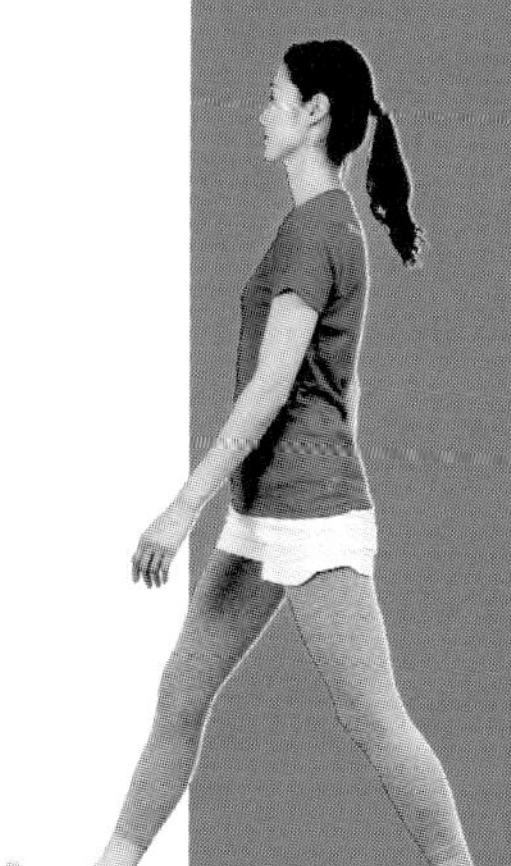

第4章　痛みやしびれを予防するデイリーケア

デイリーケア　座る・立つ・歩く

脚の痛みやしびれの再発予防のために「正しく座り、正しく立ち、正しく歩く」

この章では、生じた痛みやしびれに対してケアしながら、「痛みやしびれが生じにくい体」のつくり方を紹介していきます。

といっても、特別なことをおすすめしているわけではなく、日々の生活で「正しく座り、正しく立ち、正しく歩きましょう」というだけです。健康情報があふれている昨今ですが、正しく座り、正しく立つことができていない人が多いと感じています。ここでは、基礎的な「正しい座り方・立ち方・歩き方」を紹介しましょう。

特別なことをしなくても、基本の「正しい座り方・立ち方・歩き方」を知り、それを心がけることで、体が楽になりますし、脚の痛みやしびれのケアの助けにもなります。

良い姿勢で正しい動作を行えば、無駄がなく効率的に体を動かすことができます。その結果、痛みやしびれが生じにくい体になっていくというわけです。これは、日常でできるひとつの「姿勢エクササイズ」でもあるのです。

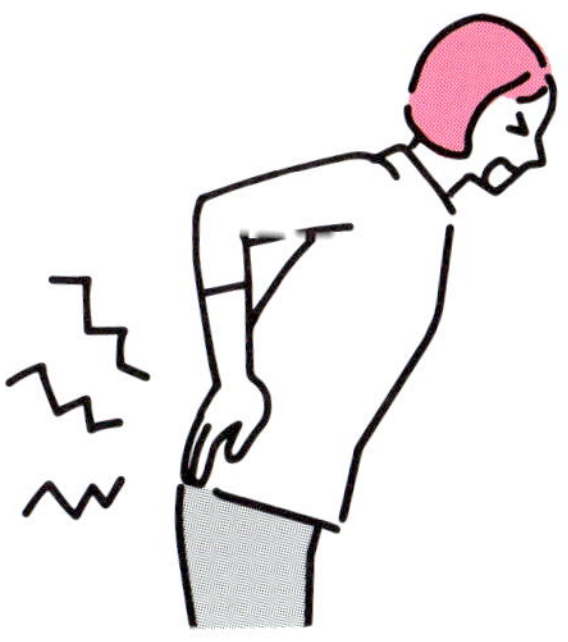

正しい座り方

椅子に座るときに姿勢が崩れてしまう人は多いです。左ページのイラストｂのように、お尻の後ろ側に体重が乗ると、体は必ず丸まってしまい、腰や首、背中に大きな負担がかかります。

正しく座るには、ａのようにあごを軽くひき、お尻の真ん中に体重が乗るようにします。よく背筋を伸ばして座ることが正しいと考えがちですが、実際にはこれだと疲れて継続できません。それよりも、お尻の真ん中に体重が乗るようにすることが良い姿勢を保つのに適しています。

point

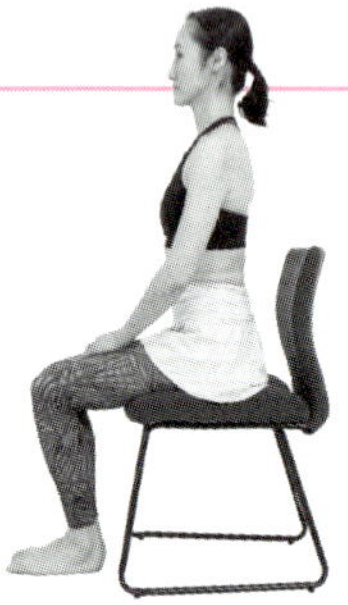

正しく座るコツ

お尻の真ん中に体重が乗るようにする

動画でチェック！

正しい座り方

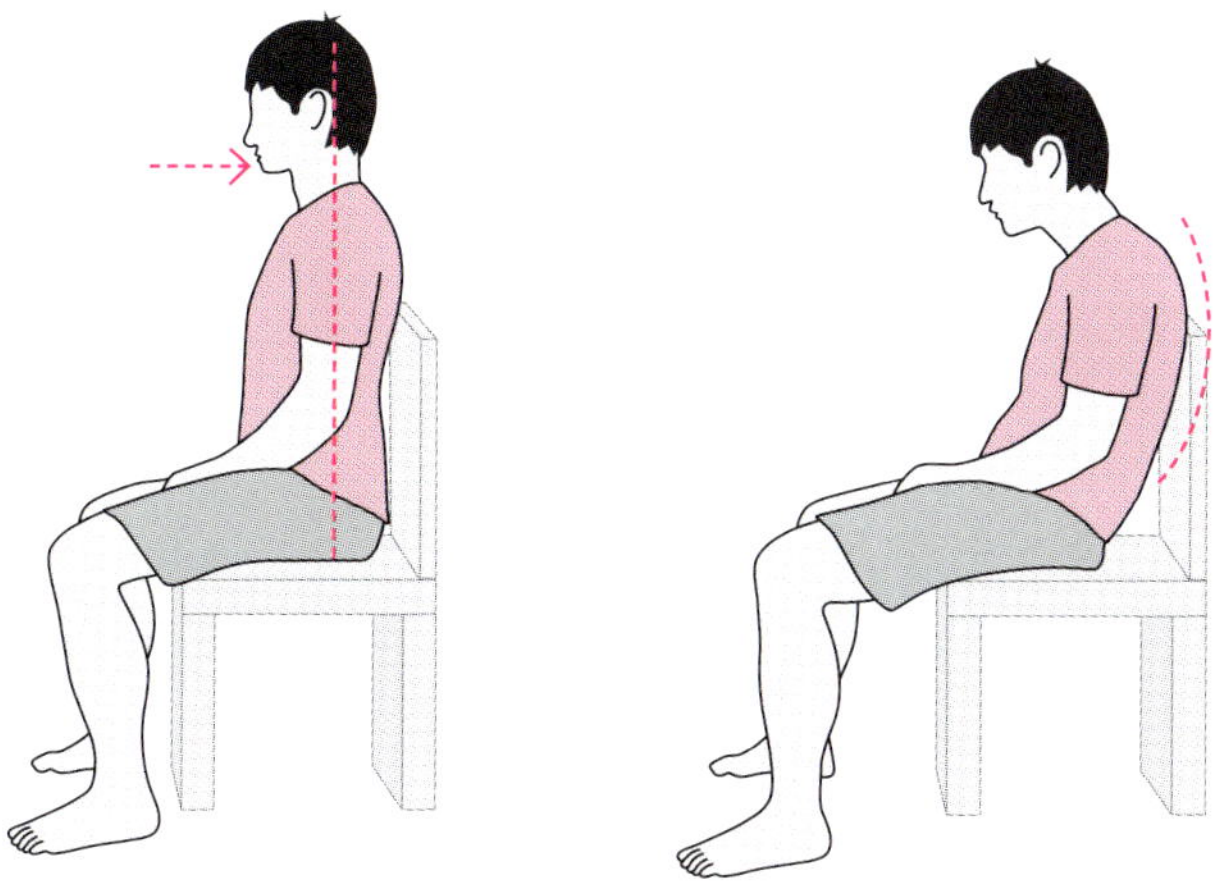

a

正しい座り方

b

よくある座り方

お尻の後ろ側に体重が乗ると、体は必ず丸まります。
a のように、お尻の真ん中に体重が乗るようにします。

正しい立ち方

　良い姿勢でいると疲れにくいものです。医学的にも、人の体は骨や皮膚を介して全身がつながっていますから、良い姿勢は無駄が少なく、体のどこか１ヵ所に負担をかけることもなく、痛みが生じにくい状態ともいえます。

　ひざが痛い場合、ひざをまっすぐにして立つことはむずかしいかもしれませんが、少しずつでも、正しい姿勢をとる意識をもちましょう。

　体重を足の裏のど真ん中に乗せ、みぞおちを少しだけ上げるイメージで立つようにすると、自然と体はまっすぐになります。

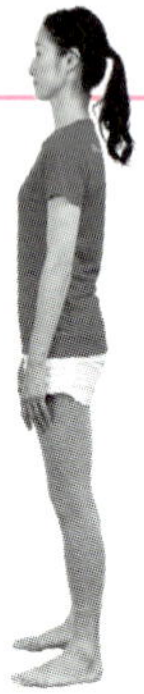

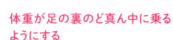

point

正しく立つコツ

体重が足の裏のど真ん中に乗るようにする

みぞおちを少しだけ上げるイメージで立つ

動画で
チェック!

立ち方によって背骨は湾曲する

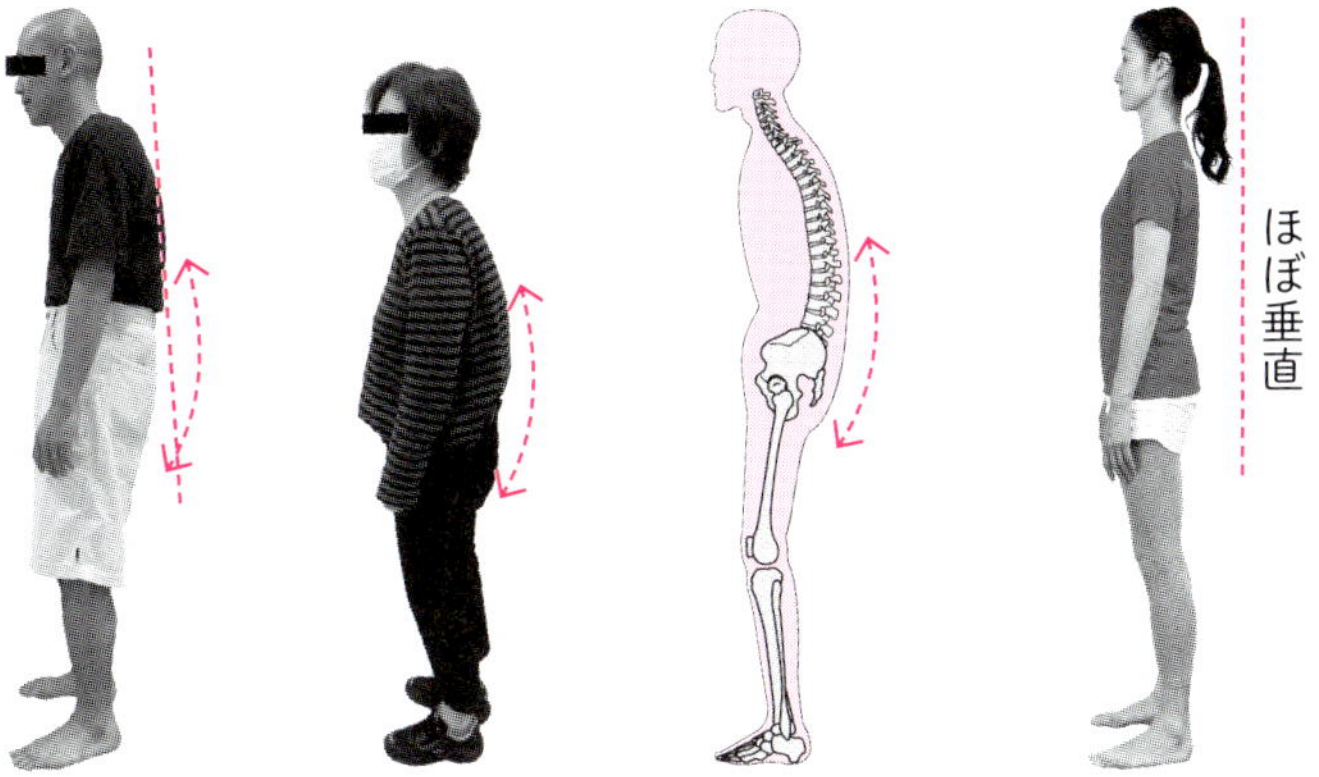

Bさんの姿勢　Aさんの姿勢　腰が曲がっている　良い姿勢

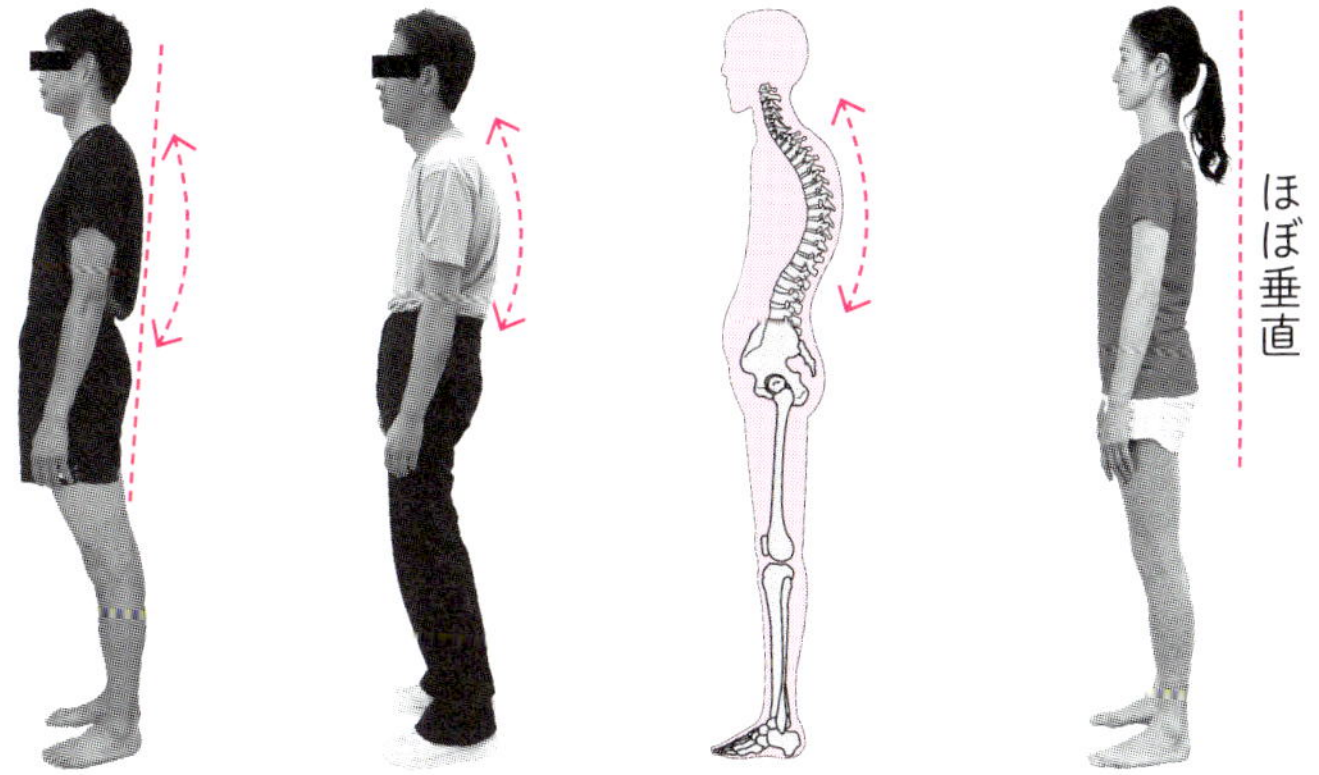

Dさんの姿勢　Cさんの姿勢　背中が曲がっている　良い姿勢

正しい立ち方

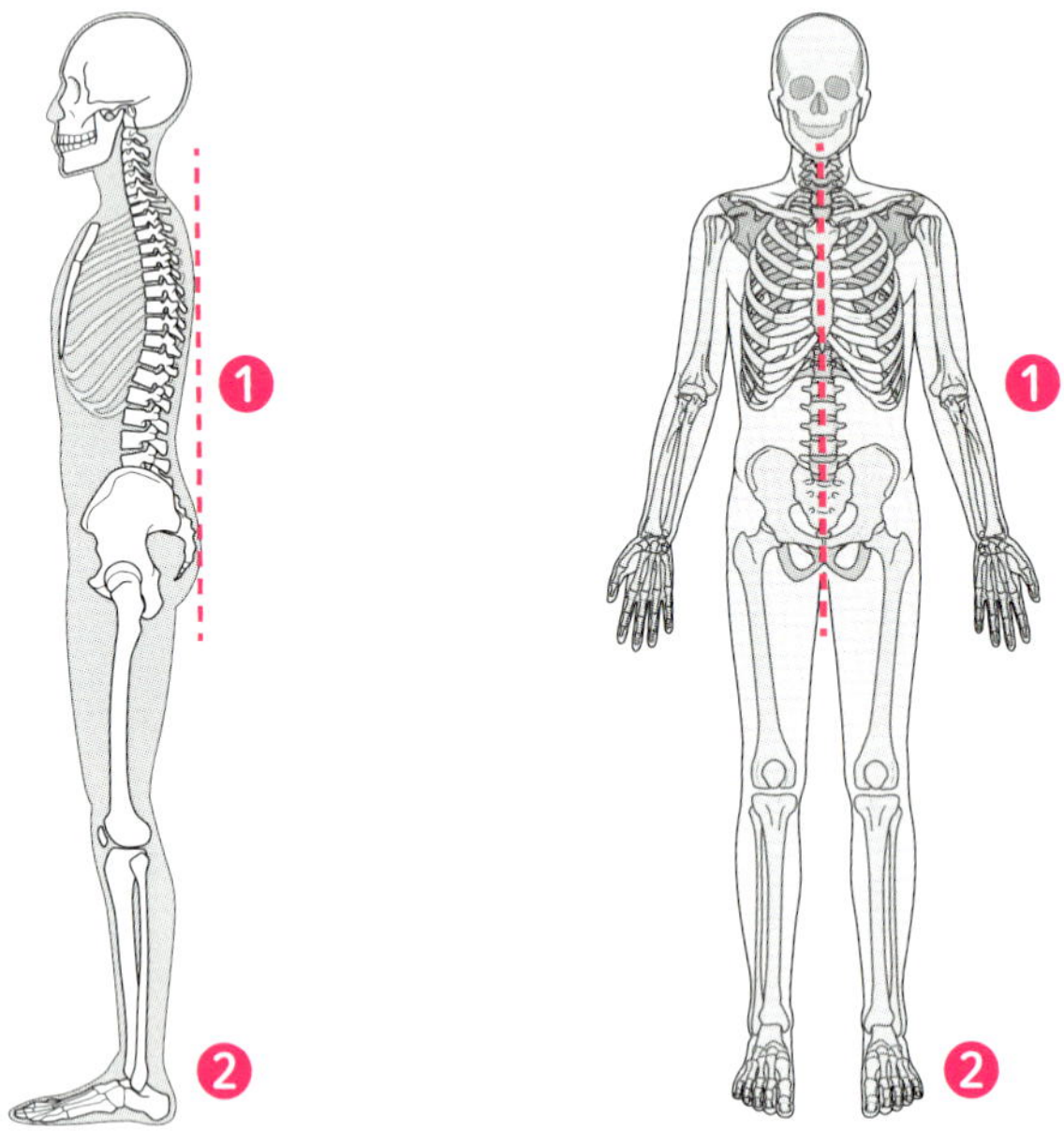

❶ 横から見て、背中とお尻のラインが一直線

❷ 体重が足の裏のど真ん中に乗っている

❶ 前から見て、首の根元とお尻のラインが一直線

❷ 体重が両足のど真ん中に乗っている

よくある立ち方

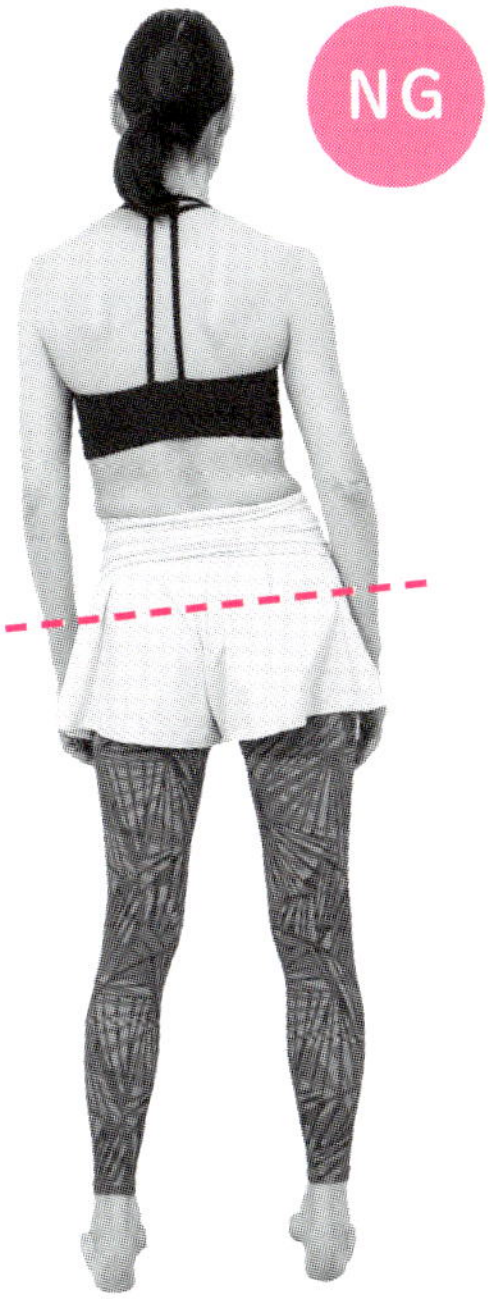

骨盤の高さに違いがある

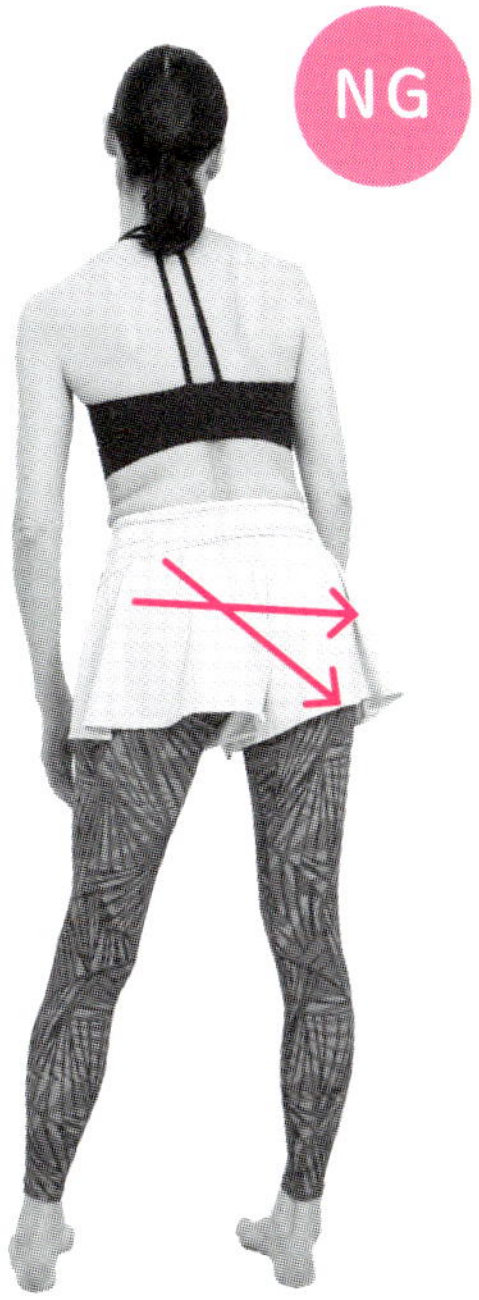

お尻が後ろに引いている、
または横にずれている

正しい歩き方と、脚に痛みがあるときの歩き方

歩行は人間にとって最も基本となる運動であると同時に、衰えが現れやすい運動でもあります。

歩く動作は大きく3つに分けられます。

①足を地面につける
②その足に重心を乗せる
③その足よりも前に上半身を運ぶ

左ページの写真を見てください。②の足に重心を乗せるときに骨盤が1番高くなっています。地面についた足を支点に

point

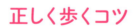

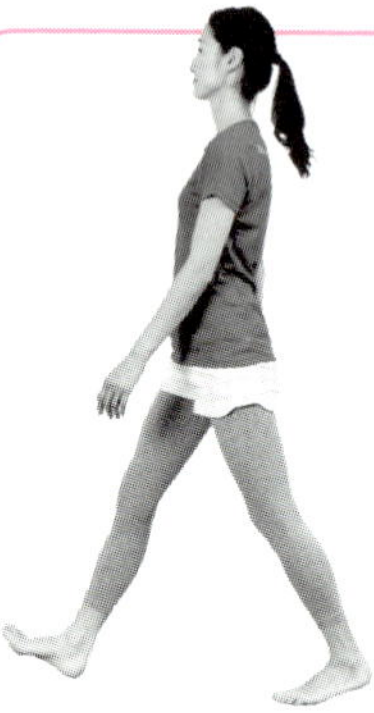

正しく歩くコツ

足を前に出すときは、みぞおちを少し足の前にもっていくイメージを持つ

動画でチェック!

②のとき、体重は足裏の真ん中に乗せる
②→③の「後ろの歩幅」を意識し、少しずつ歩行距離を伸ばす

して、振り子のような動きになります。この動きが理想的な歩き方です。ところが高齢になると、②から③への動きがむずかしくなります。大きな理由は股関節の動きが硬くなることです。②から③への動きを見ると、

正しい歩き方

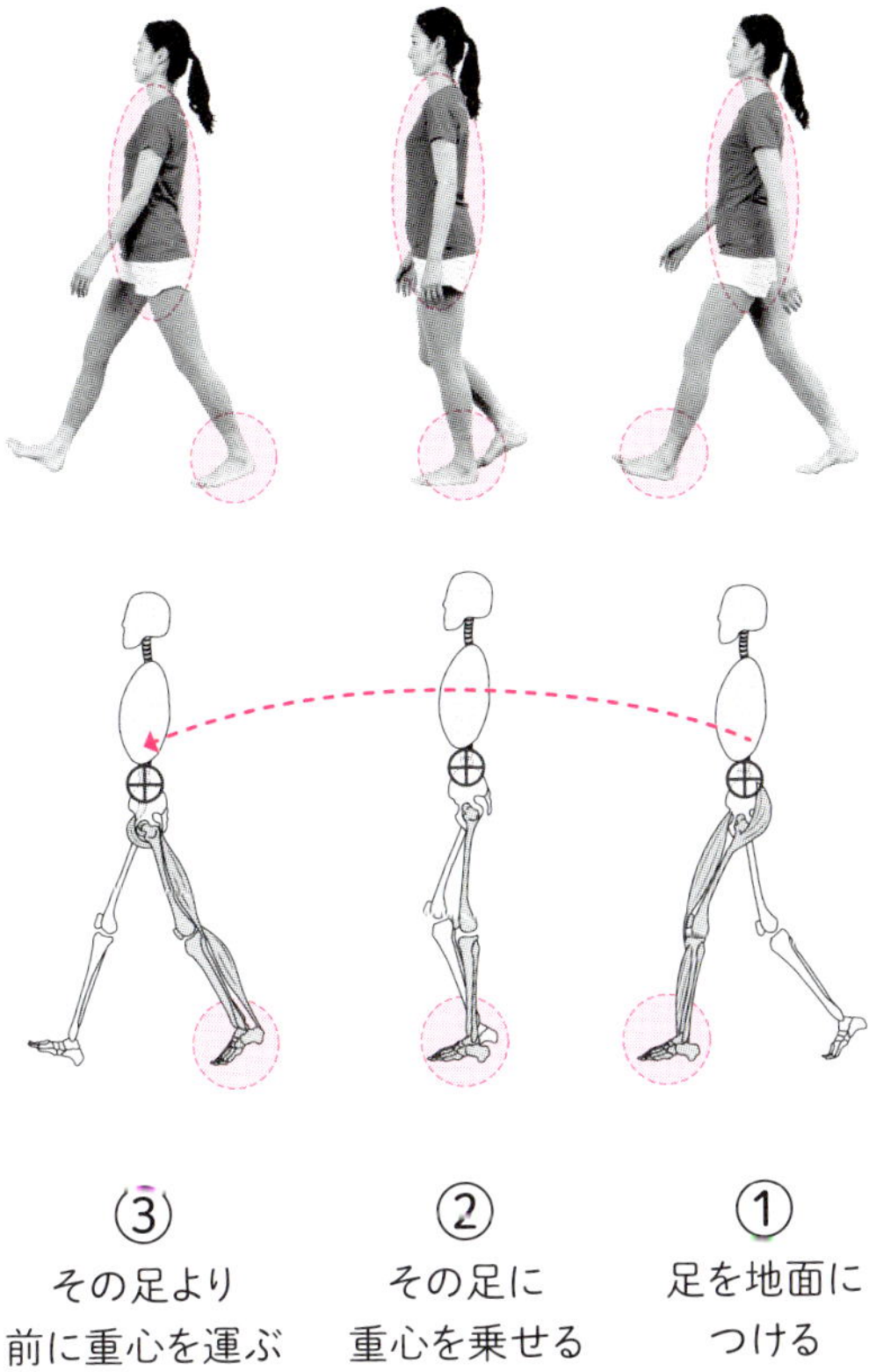
③
その足より
前に重心を運ぶ
②
その足に
重心を乗せる
①
足を地面に
つける

大腿骨（太ももの骨）の角度が大きく開くことになりますが、それができなくなるのです。大股で歩けなくなる、ということですね。小股になると、ひざや足首が曲がって、腰や脚に負荷がかかってしまいます。②から③への「後ろの歩幅」をぜひ意識して歩いてください。

正しく歩くための具体的なコツというのは、足を前に出すとき、みぞおちを少し足の前にもっていくイメージを持つことです。もう１つは、高齢になると体重が後ろにかかりやすいため、②のときに体重が足裏の真ん中に乗るように意識することです。

私たちのラボで個別に指導するときは、しびれと痛みの原因によって歩き方の指導はそれぞれなのですが、基本はこの２つです。

そして、脚の痛みがあってもケアを行いながら、症状の改善に合わせて、②から③の「後ろの歩幅」を意識し、少しずつ歩行距離を伸ばしていきましょう。ただし、痛みやしびれが強くなるようなら、無理に距離を伸ばさないことも大切です。

後ろの歩幅を意識する

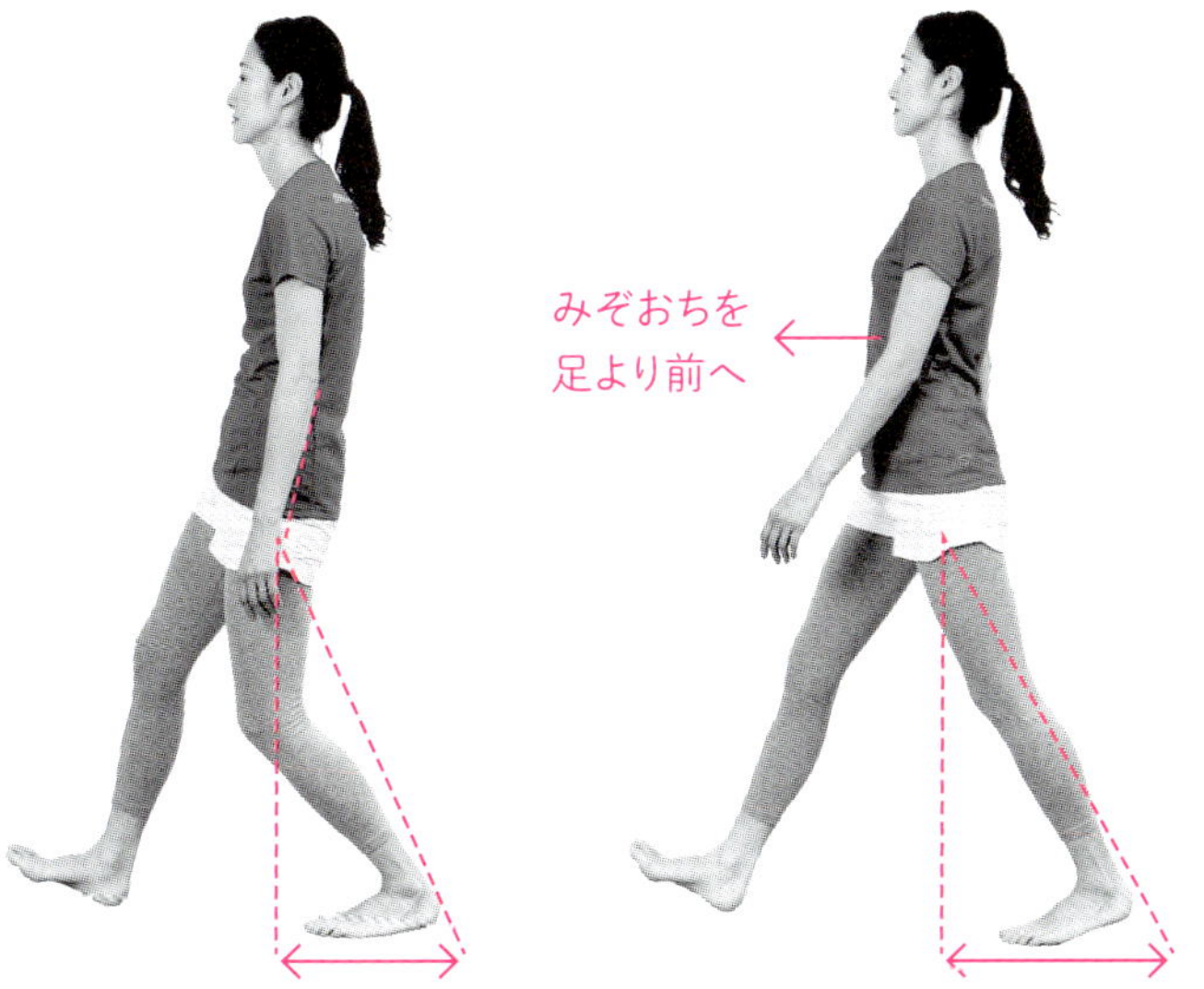

後ろの歩幅が短い　　理想的な後ろの歩幅

「後ろの歩幅」が短く、「前の歩幅」だけで歩くと体を伸ばすことができなくなります。歩幅より、「後ろの歩幅」が維持されていることが重要です。

インソールを使って正しい立ち方・歩き方になる

最後に紹介するのはインソール療法です。

インソールとは靴の中に入れる中敷きです。一般に売られているものは、靴のサイズ調整や歩くときの衝撃吸収のために使われています。

しかし、専門的に自分専用のインソールを使うと、自分で意識しなくても歩き方をコントロールできるようになり、効果的な良い歩き方を習得することができます。

実はインソールは私たちが一番得意としていることで、私のラボではトップアスリートをはじめ、歩くときに痛みを抱えていたり、体のバランスを整えたいという一般の方のインソールも作成しています。

脚の痛みやしびれとインソールがどのように関係があるのかを説明します。

たとえば本来の姿勢や歩き方が悪いことで、腰をはじめとして体全体に負担がかかっている方がたくさんいます。これまで紹介したセルフケアで、脚の痛みやしびれが改善したとしても、本来の姿勢や歩き方が悪ければ、再発する可能性は高いです。

ですから、元々の立ち方や歩き方、そして姿勢を変え、改善することが重要です。

そのような改善を、インソールを使って行うことは非常に効果がありまず。これをインソール療法といいます。

インソール療法は、姿勢や歩行パターンを改善し、体にかかる負担を軽減することで、さまざまな症状の改善に効果があります。脚の痛みやしびれで悩んでいる方をはじめ、腰痛や肩こりなどで悩んでいる方にも、インソールの有用性を知っていただきたいと思います。

インソールに興味のある方は、私が代表を務めるコンディション・ラボのＨＰにインソールについての解説がありますので、是非一度ご相談ください。

column

インソールができるまで

自分に合ったインソールをつくることで、脚の痛みやしびれなどさまざまな症状の改善が期待できます。

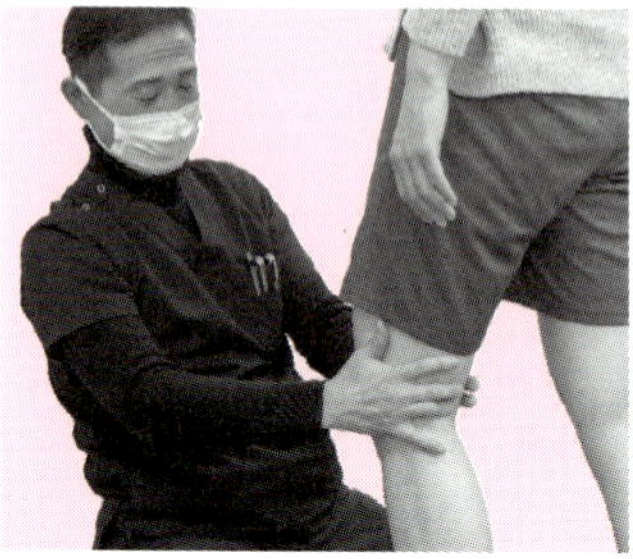

1 体のパフォーマンスを評価します

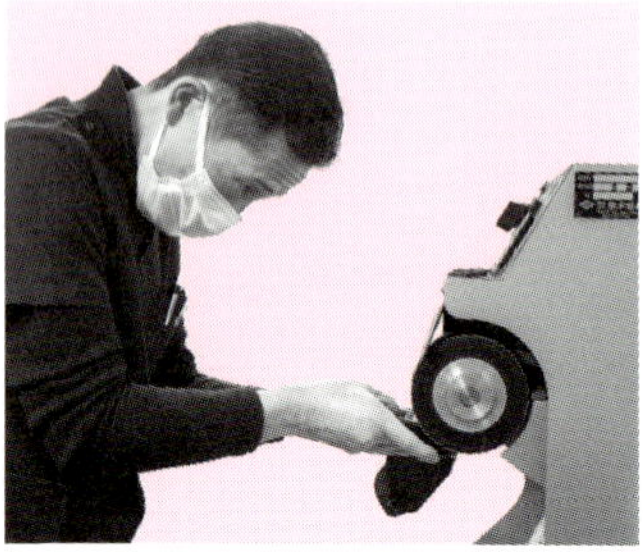

2 0.2mm 間隔で採寸・研磨

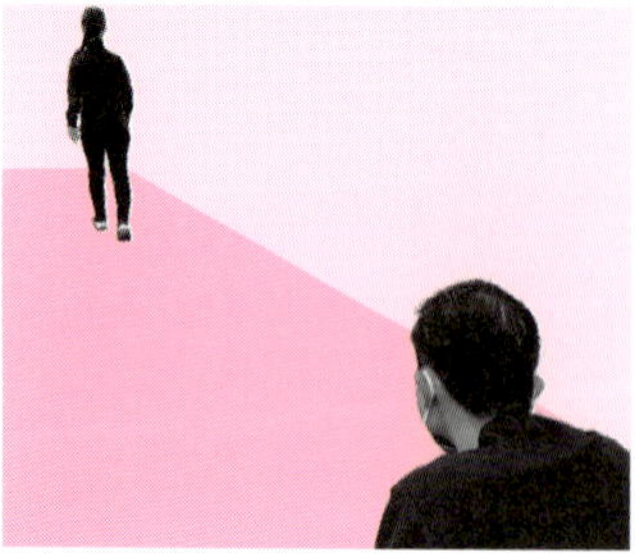

3 装着した状態で動作を見ながら微調整します

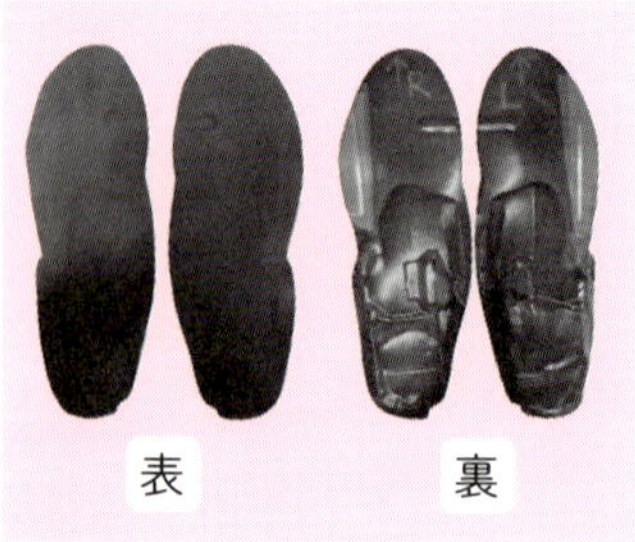

4 インソール完成
その日のうちにできあがり

コンディション・ラボのインソールについて
https://conditionlabo.com/category3/entry7.html

special column

手術は悪者ではない

私は手術に対して否定的な考えを持っていません。私や私の家族で考えても、本当に必要であれば手術を望みます。

最後に手術について皆さんにお伝えしたいことがあります。

脚の痛みやしびれがあり、「脊柱管狭窄症や椎間板ヘルニアなどの腰の病気が原因である可能性が高い」と診断されても、すぐに手術を受けることは少ないでしょう。しかし、治療を重ねても症状が改善されない場合、手術が選択肢にあがるようになり、手術に至ることもあります。

ここで重要なことがあります。それは、「症状の原因が本当に脊柱管狭窄症や椎間板ヘルニアであるかどうかを正確に判断」することです。ここまで本書を読んでいただいた方には、おわかりいただけると思います。

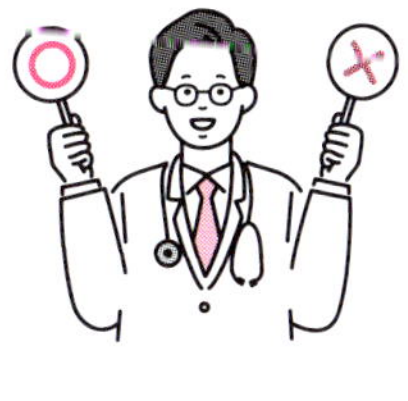

たとえば、つらい脚の痛みや症状が本当に脊柱管狭窄症によって引き起こされているのなら、手術によって改善されるでしょう。脊柱管が狭くなっているために神経が圧迫されているのですから、手術によって脊柱管を広げることで症状が改善する可能性が高いです。

しかし、確かに脊柱管狭窄があったとしても、それが症状の原因ではない場合もあります。その場合、手術をしたらどうなるでしょう？　そこには原因がないのですから、手術を行っても良くなることはないでしょう。一番良い結果でも、何も変わらないということになると思います。むしろ、手術が行われた場合には悪い結果が生じることも大いに考えられます。

手術はリスクがゼロではないですから、手術を行う前には慎重な検査や診断が必要であり、症状の原因を正確に特定し、適切な治療方法を選択しなければいけません。そして手術を選択する場合でも、リスクや利点を検討し、医師との十分な相談の上で判断することが必要なのです。

私は手術に否定的な考えを一切持っていません。必要な方には手術が最善の選択肢となります。私自身や家族も、必要な場合には手術を受けることを望むでしょう。

ただ、適切な検査や診断を受け、症状の原因を正確に特定でき、「ああ、やっぱり腰が原因だな」と言い切れる状態で手術をすることが大事ではないかと思っています。痛みやしびれの原因が脊柱管狭窄であることを明確に確認した上で、手術を選択することはとても大事です。ですから手術に踏み切る前に、適切な診療を受けたり、本書にあるセルフチェックを試したりしてください。もし、本書にあるセルフチェックやセルフケアによって、手術をする・しないの適切な判断につながれば、これほど嬉しいことはありません。

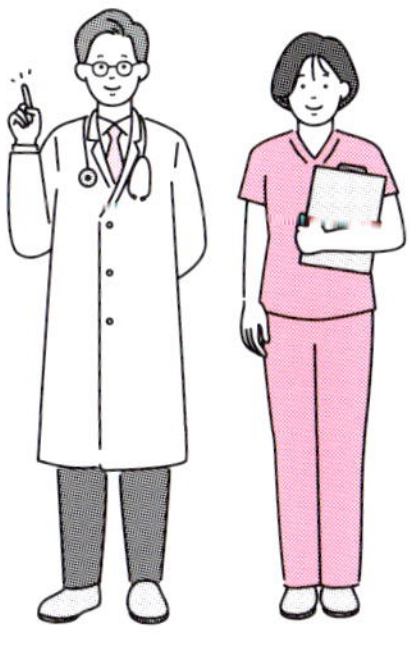

おわりに

私たちのコンディション・ラボには、本当に多くの患者さんが訪れてくれています。自由診療を行っているため、健康保険は使えません。それでも来てくださる患者さんというのは、多くの病院を転々としてきた方々です。患者さんたちは、過去には様々な医療機関を訪れてはいるものの、どこでも似たような診断や治療法を受けていることが多いです。どこの病院へ行っても、レントゲンやＭＲＩの画像を見て「あぁ◯◯ですね」と病名を言われ、「薬を出して様子をみましょう」と言われてしまう。「またか」と、患者さんは何度も思ったことでしょう。根本的な改善にはつながらなかったという経験をたくさんしてきています。

病院を転々としてきた患者さんに対して、コンディション・ラボでは、この本に書いたようなチェック方法をていねいに行って症状の原因を探り、そして原因を明確にしていきます。

時間をかけて脚の様々な部位を動かしながら原因を探り、痛みがその場で著明に変化すると、患者さんは「やっと出会えた！」という顔をしてくれます。そして、ていねいに模型なども使いながら、「ですから、これが痛みの原因だったんですね」と説明すると、「だからなんですね！」と、腑に落ちたような、安堵の表情をみせてくれます。長い間不調に悩み、医療機関を渡り歩いてきた中で、ついに理解者に出会えたという表情です。患者さんたちの喜ぶ顔は、私にとって何よりも嬉しい瞬間です。

ですから、私はこれからも自己研鑽し、たくさんの患者さんに貢献し、そこで得た知識や経験をこのような本やユーチューブ（YouTube）などで、多くの方に知ってもらう活動を行っていきたいと思っています。多くの方々が本当に必要な治療を受け、健康な生活を取り戻せるよう、これからも全力でサポートしていきます。そして、そのことが多くの患者さんの本物の笑顔につながれば、これほど嬉しいことはありません。

さらに詳しく診てもらいたいという方は、左記に示すコンディション・ラボにぜひいらしてください。私と私の弟子たちがしっかりケアいたします。

理学療法士 園部俊晴の「コンディション・ラボ」へのお問い合わせ

お電話でのお問い合わせ

045-884-8669

アクセス

東急田園都市線「あざみ野駅」
西口下車徒歩３分

ホームページ

https://conditionlabo.com/

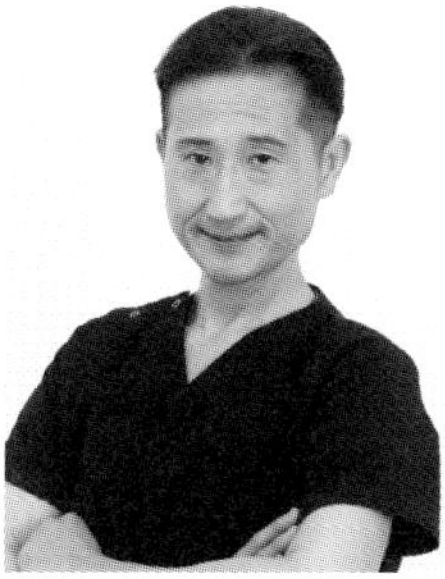

園部 俊晴（そのべ・としはる）

（株）Sエンタープライズ代表取締役、コンディション・ラボ所長。1991年、理学療法士（国家資格）取得。関東労災病院リハビリテーション科に26年間勤務ののち「コンディション・ラボ」を開業。足・膝・股関節など、整形外科領域の下肢障害の治療を専門としている。一般の人だけでなくスポーツ選手にまで幅広く支持され、自身の治療院は約1年待ち。多くの一流アスリートや著名人などの治療も多く手掛ける。身体の運動連鎖や歩行に関する研究および文献、著書多数。新聞、雑誌、テレビなどのメディアにも多く取り上げられる。また、運動連鎖を応用した治療概念は、専門家からの評価も高く全国各地で講演活動を行う。

（主な著書）
『園部式 足底筋膜炎改善メソッド』（彩図社）
『園部式 首の痛み改善メソッド』（運動と医学の出版社）
『園部式 脊柱管狭窄症改善メソッド』（彩図社）
『園部式 歩行改善メソッド』（運動と医学の出版社）
『園部式 ひざ痛改善メソッド』（彩図社）
『園部俊晴の臨床「膝関節」』（運動と医学の出版社）
『リハビリの先生が教える　健康寿命が１０年延びるからだのつくり方』（運動と医学の出版社）
『スポーツ外傷・障害に対する術後のリハビリテーション　改訂第３版』（運動と医学の出版社）
『つらいひざ痛が1分でよくなる！　ひざ下リリース』（わかさ出版）
『３０秒の「臀筋ほぐし」で下半身のつらいしびれ・痛みは消せる！』（ＰＨＰ研究所）

園部式 脚の痛み・しびれ改善メソッド

2024年10月28日　第1版第1刷発行

著　者	園部 俊晴
表紙デザイン	八木 孝洋
本文デザイン	北野 智也
編集協力	桜井 千穂
発行者	園部 俊晴
発行所	株式会社 運動と医学の出版社 〒225-0011 神奈川県横浜市青葉区あざみ野1-7-1 ゴールドワンあざみ野2階B ホームページ：https://motion-medical.co.jp
印刷所	日本ハイコム株式会社

ISBN-978-4-904862-70-4
©Motion and Medical Publishers Co., Ltd. 2024 Printed in Japan

●本書に掲載された著作物の複写、複製、転載、翻訳、データベースへの取込及び送信（送信可能権含む）・上映・譲渡に関する許諾権は、(株)運動と医学の出版社が保有します。

● JCOPY （出版者著作権管理機構 委託出版物）
本書の無断複製は著作権法上での例外を除き禁じられています。複製される場合は、そのつど事前に、出版者著作権管理機構の許可を得てください。（電話 03-5244-5088、FAX 03-5244-5089、e-mail:info@jcopy.or.jp）

この書籍を読んだあなたにオススメの書籍

BOOK SELECTION

＼ご購入はこちら／

www.motion-medical.co.jp

BOOK 01

▶ 名探偵がひざ痛の謎を解き明かす！！

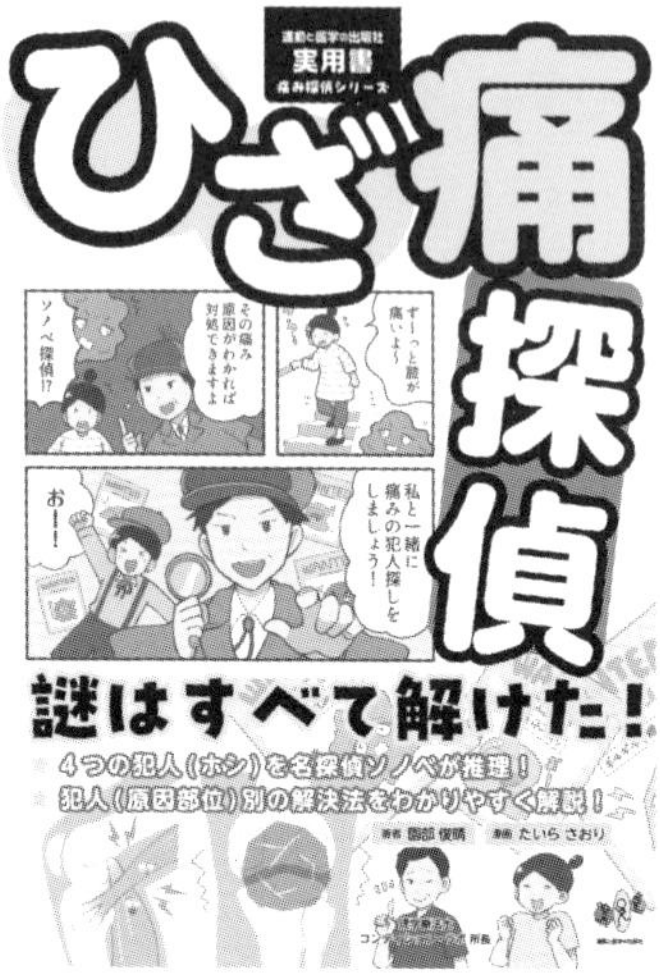

ひざ痛探偵

著者：園部 俊晴

第 1 章 痛みの犯人 (原因部位) を探せ！

第 2 章 4 つの原因別 今すぐにでもできる痛み改善ケア

第 3 章 ひざを痛めない毎日習慣

第 4 章 ひざ痛を元から治す！毎日簡単エクササイズ

いまや「4 人に 1 人」がひざ痛を抱える時代。ひざ痛に悩んで病院に駆け込み「変形性膝関節症」と診断された人は多いことでしょう。しかし、診断名がついても「ひざ痛の本当の原因」がわかったわけではないはずです。本当の原因がわからないまま温めたり、電気をかけたりの処置を行ってきた方が多いのではないでしょうか。本書では、お門違いの治療を続けてはひざ痛が難治化してしまったケースをたくさん診てきた立場から、ひざ痛の真犯人を見つけ出し、ピンポイントで痛みが軽くなるセルフケア方法をお伝えしています。

BOOK 02

▶ 3 年も悩んだ首の痛みがあっけなく改善した！

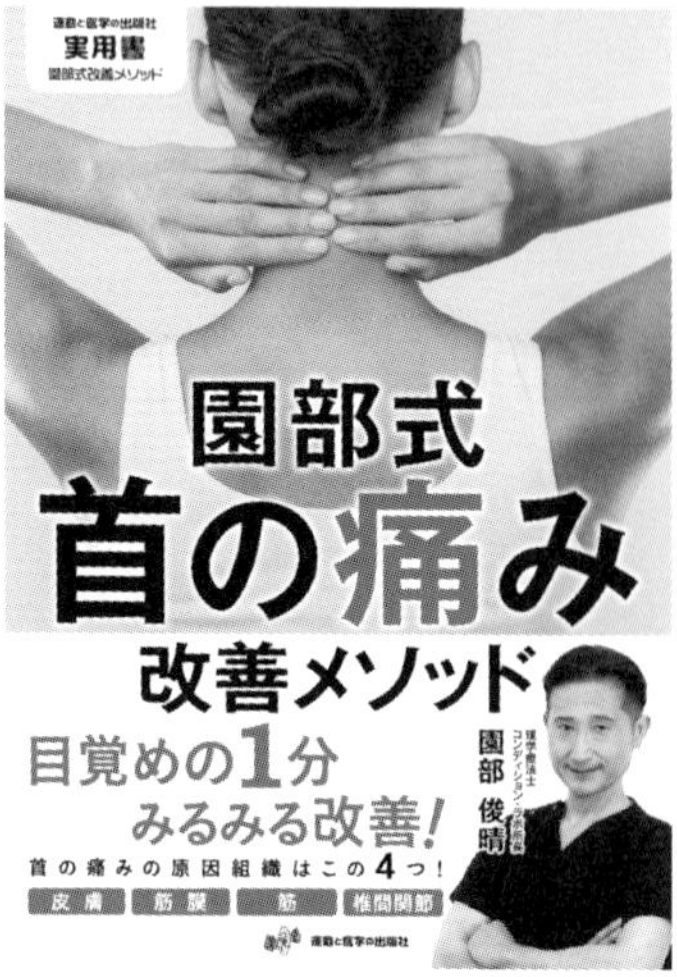

園部式首の痛み改善メソッド

著者：園部 俊晴

Chapter1.　首の痛みの本当の原因って何？

Chapter2.　首の痛みのセルフチェック - 皮膚

Chapter3.　首の痛みのセルフチェック - 筋膜

Chapter4.　首の痛みのセルフチェック - 筋

Chapter5.　首の痛みのセルフケア

「首の痛みの原因組織」は 90% が、次の 4 つにあてはまります。

【皮膚 (浅層筋膜)・筋膜 (深層筋膜)・筋・椎間関節 (関節包・靭帯)】

本書では、この 4 つのうち、3 つの原因組織におけるセルフチェック・セルフケアの方法を解説しています。長年悩まされてきた首の痛みの原因がわかることで安堵し、前向きな気持ちになっていただける 1 冊です。

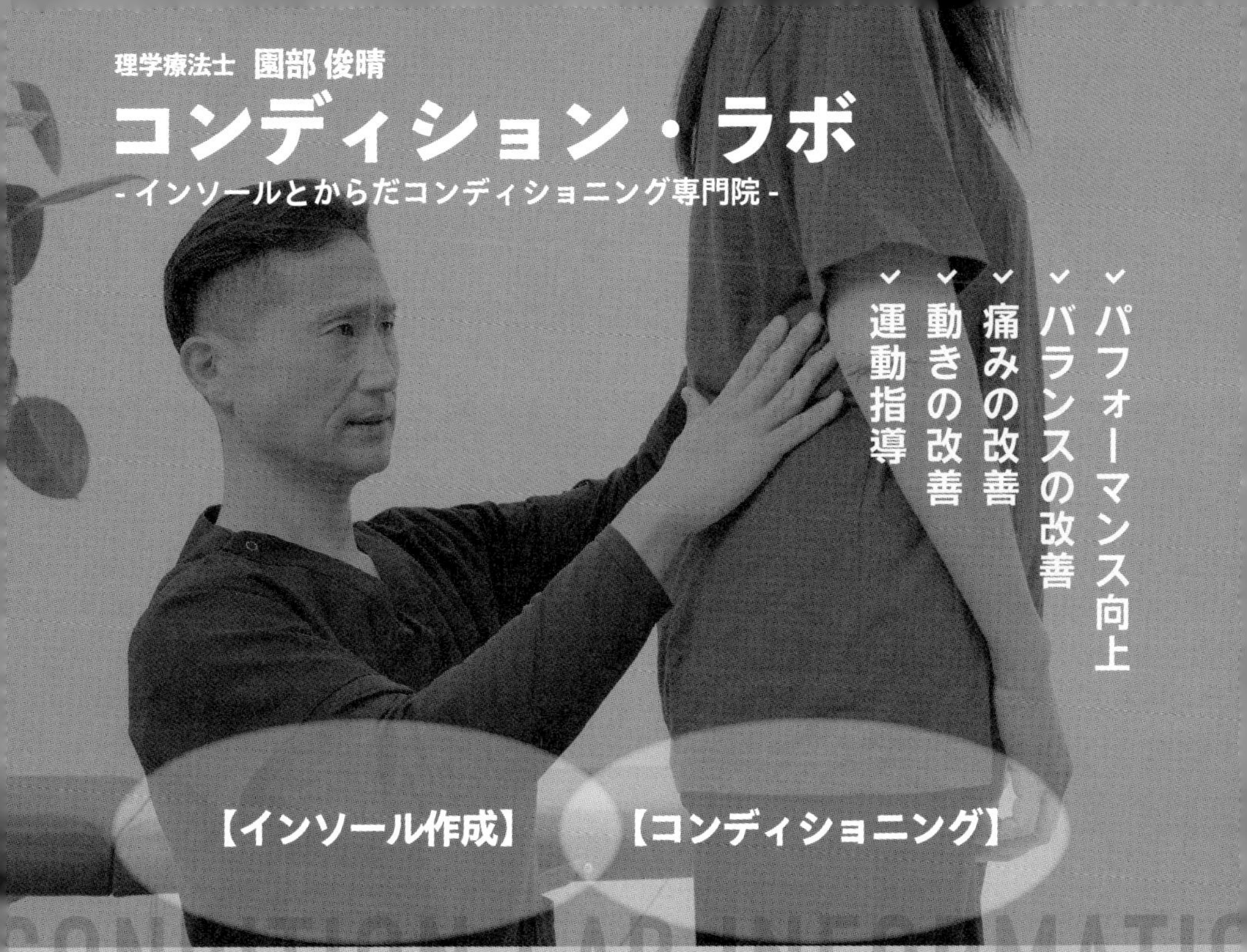

理学療法士　園部 俊晴

コンディション・ラボ

- インソールとからだコンディショニング専門院 -

- パフォーマンス向上
- バランスの改善
- 痛みの改善
- 動きの改善
- 運動指導

【インソール作成】　【コンディショニング】

CONDITION LAB INFORMATIO

【アクセス】　あざみ野駅西口より徒歩 3 分
〒225-0011
神奈川県横浜市青葉区あざみ野 1-7-1
ゴールドワンあざみ野 2 階 B

【営業日】　月・火・水・木・金

【営業時間】　予約制 8:30〜18:00

詳細はコチラから
https://conditionlabo.com

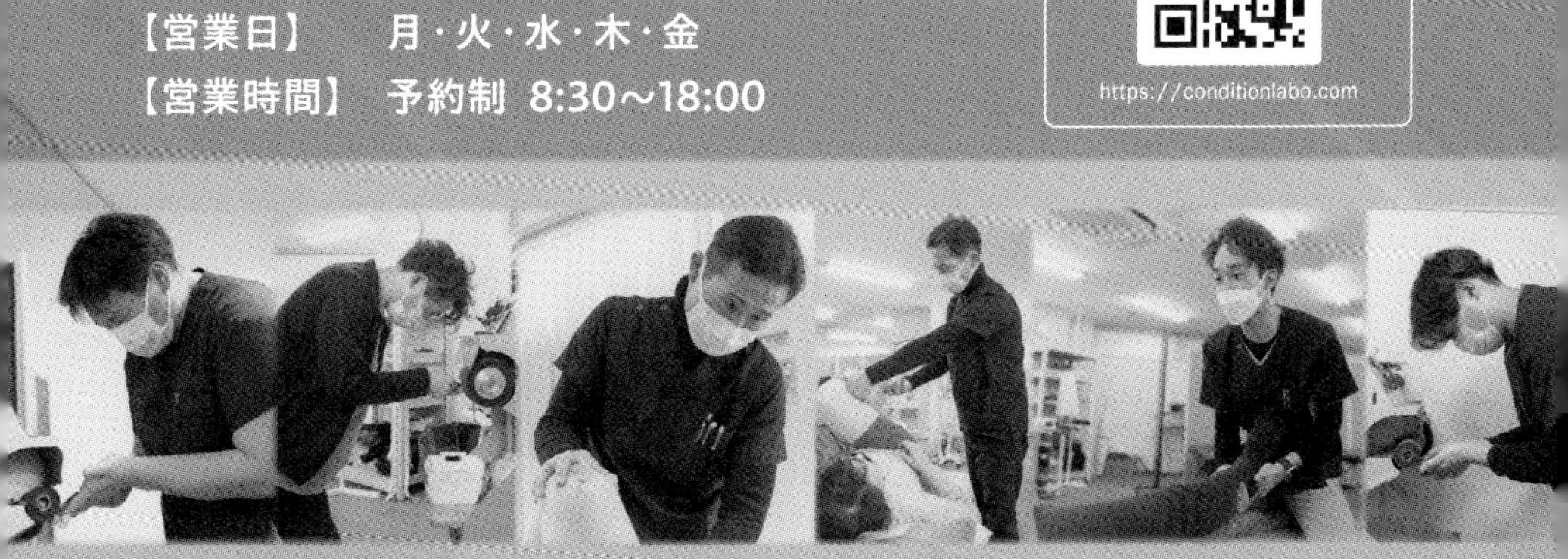

【ご予約はコチラから】　Tel：045-884-8669
Mail：conditionlabo@gmail.com

コンディション・ラボ 公式YouTubeチャンネル

更新中！

コンディション・ラボの公式 YouTube チャンネルでは、体の痛みや硬さなど、さまざまな不調でお悩みの方に役立つ動画を発信しています！

普段から体の不調に悩む方々を多く診ている理学療法士の視点から、本当に役に立つストレッチやトレーニングの解説動画を公開していますので、ぜひご覧ください！

@condition-lab

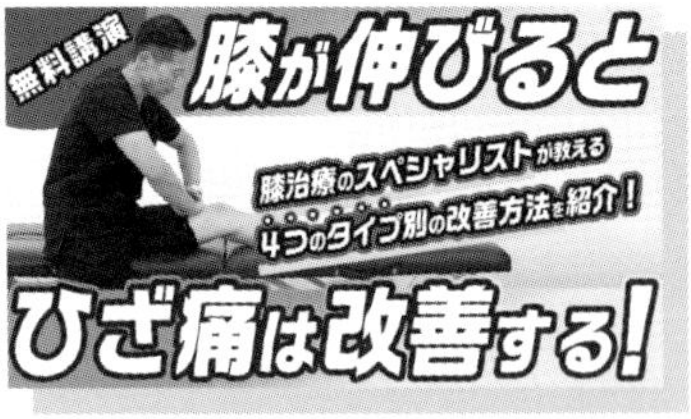

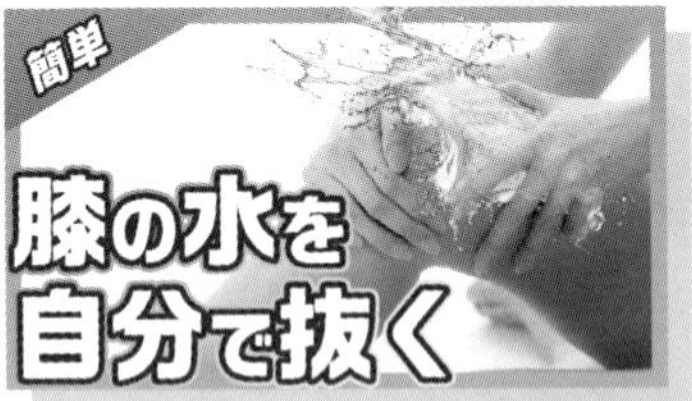

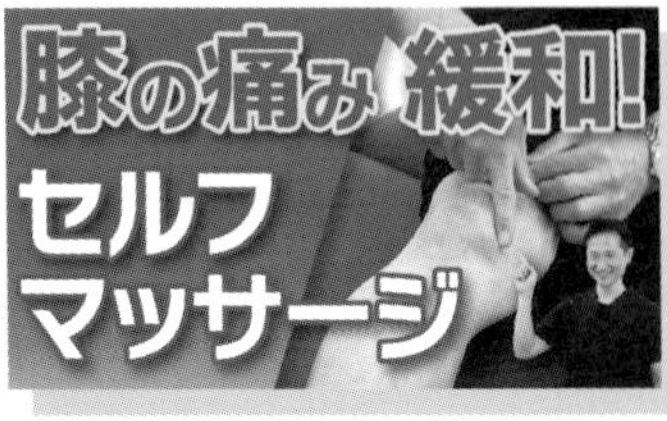

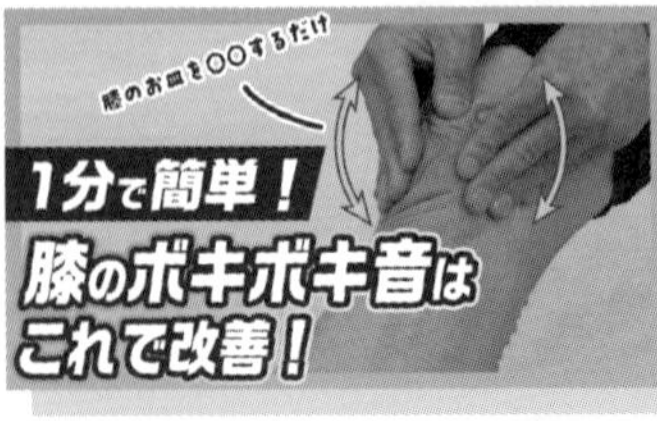

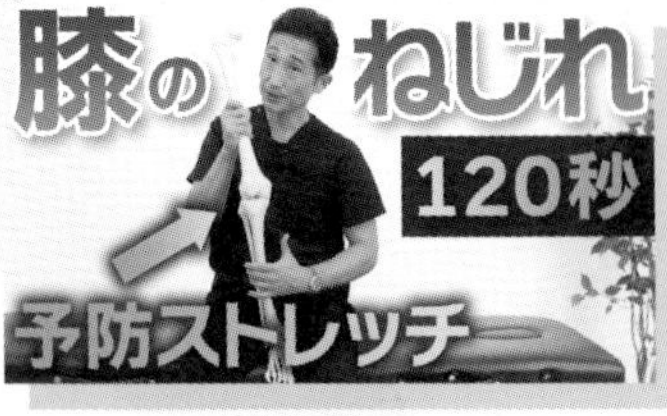

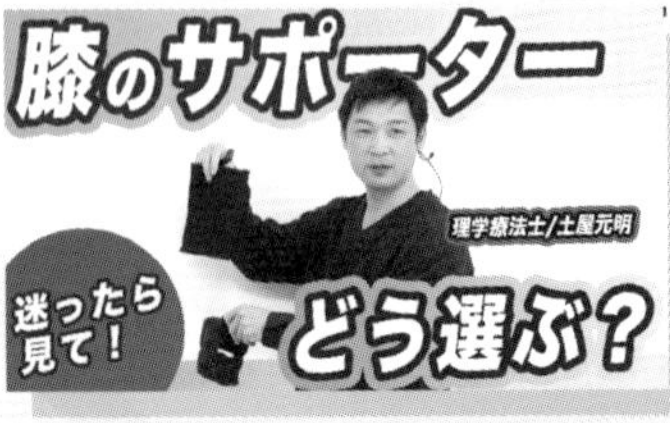